名醫家珍系列④

國醫黃雲臺臨床醫案秘本

黃氏紀效新書（下卷）

黃堂 撰

文興出版事業

【出版序】

本書為清・黃堂（雲臺）撰，黃壽南校注分門，可惜撰年未詳。全書內文共分二卷，為一醫案大作，以內、婦科為主，收錄中風、虛勞、外感、內傷、痰飲、瘧、痢、調經、崩漏等四〇多類病案，每案論及病因、證治，並有治效之記述，對臨床醫者極具參考價值。

此次刊印本為黃壽南手抄本，黃氏名福申，字沁梅，畢生致力於醫藥研究，又精於書法，生平輯校抄錄之醫藥秘本眾多，此書內容文字豐富，再加上字體精美，值得中醫藥同好典藏與參閱。

發行人 洪心容

丙戌年

黃氏紀效新書下卷目錄

但熱不寒為之單瘧
舌白底絳濕包熱也
溫胆湯方
化濕熱痰涎猶利三焦氣分
姜半夏　茯苓
吳橘紅　枳殼
甘草　炒竹茹

紀效新書

黃雲臺先生著　黃壽南較註

瘧

錢　三十二歲

寒熱轉為單瘧表由少陽而入陽明舌白底絳不渴

脈頗弦數濕熱內蘊從單瘧例治

溫膽湯去草加

小川連　茯苓　白杏仁　六一散　荷葉

華　四十五歲

仲景復脈湯 又名炙甘草湯

治傷寒脈結代心動悸 又治肺痿咳唾多涎心中溫溫液液者

炙甘草 生薑 桂枝

麥冬 麻子仁 大棗

人參 阿膠 生地黃

以清酒水煮八味去滓烊入阿膠 柯氏云去阿膠以善凝膠代以麻仁用棗仁為肺痿以二麻仁

薄暮微寒身熱平旦得汗乃解瘧症已久拈以仲景復脈湯合乎邪少虛多之治

炙草 細生地 青蒿 茯苓 穀芽 紅棗

桂枝 麥冬肉 丹皮 廣皮 煨薑

袁 右 三十七歲

產後伏邪內動瘧疾不退舌濁脘悶拈從氣分泄邪勿泥產後陰虛之例

羚羊角 青蒿 黃芩 陳皮 桑皮 砂仁

焦山梔 薑半夏 竹茹 杏仁 川通草

丹溪云痎瘧者三陰瘧也三日一發也發於子午卯酉日者少陰瘧也發於寅申巳亥日者厥陰瘧也發於辰戌丑未日者太陰瘧也更須以脈證參之後決其經而與治法

豬苓湯

養陰泄熱滲濕獨妙

猪苓 茯苓 滑石

澤瀉 阿膠

錢 二十五歲 三陰瘧

瘧發于辰戌丑未丹溪謂之太陰瘧腹滿不運是其見端以培土洩邪治

厚朴 半夏 柴胡 茯苓 老薑

炒白朮 橘紅 草果 淡芩 紅棗

呂 三十歲

脾瘧熱退不淸畜熱膀胱少腹微滿仿豬苓湯法

豬苓 阿膠 澤瀉 白薇 廣皮

赤苓 滑石 丹皮 竹葉

瘧

二

六君子湯
中氣困乏之要方
人參 於朮 茯苓
甘草 半夏 陳皮

華 八十歲
八旬大年中陽困乏交冬發瘧間日一至泄瀉無度脈濡細右手不振不欲納穀此胃敗脾憊恐難長冀及奈何
六君子湯加 煨姜 大棗

楊 三十六歲
新春感冒客邪間日寒熱發瘧瘧發煩渴引飲必得大汗淋漓乃解。眩暈悸動營衛大虛仲聖三瘧論多汗善嘔此其一端殊可慮也

桂枝　白薇　黨參　川石斛　雲苓　石決明

白芍　花粉　丹皮　料豆衣　益母草煎湯代

孫　三十四歲

產後未復，又因寒熱不已，疹發微寒熱熾，薰蒸為黃

溺赤口渴，腹部脹，脈數帶弦，充斥三焦，理宜苦辛通

泄氣分

小川連　法夏　茵蔯　茯苓　通草

薑半夏　澤瀉　滑石　白蔻仁

蘇

瘧

三

金匱云瘧寒多微有熱股冷汗滿口渴喜温飲脈遲緩知宗牡瘧論但經吐瀉脘痛正氣已虛变端莫測慎勿忽視

桂枝　牡蠣　雲茯苓　乾薑

淡芩　炙草　栝蔞根

諸

癉瘧熱熾煩冤曾經大汗蘊熱自因而發故渴又甚脈轉數往々然也擬清陽明理推白虎且有辛凉達表之功

白虎湯

治陽明鬱渴欲飲水脉
洪大浮滑不惡寒反惡熱
生石膏一斤 知母六兩
甘草二兩 粳米六合
以水一斗煑米熟湯成
去滓温服一升日三服

生石膏 杏仁 赤苓 生草 塊滑石
羚羊角 連翹 鬱金 佛手 南薄荷
肥知母 焦卮 鮮竹茹

二診

前議清陽明泄少陽熱退得汗均屬轉機然伏邪
由暮有起伏之盛微有寒似有復瘧之意舌絳燥
略渴無欬瘡仿以手經主之

羚羊角 連翹 鬱金 赤苓 桑枝
焦山卮 杏仁 青蒿 滑石 芦根

瘧

四

三診

症象向安惟舌苔微黃仍兼欬嗆氣分餘熱未清尚宜慎調

川貝母　茯苓　赤苓　焦巵　通草

白杏仁　橘白　澤瀉　枇杷葉

四診

間瘧惡心脘痞起自足腫外瘍濕熱蘊遏使然

溫膽湯去甘草加

川連　柴胡　茯苓　藿香梗　砂仁

錢　二十六歲

舊恙肝胃不和，瘕攻嘔吐，加以吸受暑濕，但熱不寒，渴不多飲，口中甜膩，脉來弦數，從癉瘧例治

薑半夏 黃芩 青蒿 蔻仁 六一散 焦山梔
川連 杏仁 廣皮 赤苓 蘆根

周

癉瘧舌絳煩渴，汗後復熱，防其化燥神昏，勿渺視

犀角尖 花粉 鬱金 連翹心 焦山梔
鮮生地 青蒿 桑枝 蘆根

二診

熱熾煩渴溲赤。陽氣獨盛之象。頭痛汗少舌起微黃。究屬氣分未宣。兼以清透。

羚羊角　淡豆豉　杏仁　薄荷　連翹　桑葉

焦山梔　青蒿　蔻仁　生石膏（全研包）　花粉　蘆根

劉　右

初瘧因產後元虛。勞倦感受暑熱。濕滯中宮。更觸新涼所以發則反無汗。而寒熱均重。作渴脘痞。口膩惡心。府陽失暢。脈虛弦而數。然正氣漸虧。邪深膠固。且熱甚則神氣迷蒙。顯可徵矣。經旨太陽為開。若專事和解。未

能奏效者為此

蘇梗 半夏 柴胡 益元散 薑皮

杏仁 花粉 淡苓 江枳殼 秋露水

二診

前議辛宣淺太陽已得大汗而解此為應楊瘧來

寒慄甚勢較短而神氣迷蒙頭疼作渴舌心灰

黑暑為熏蒸風陽亢甚上焦累脈仍虛弦而數

宗長沙通調營衛清泄氣分冀其漸輕耳

瘧

桂枝 青蒿 茯苓 羚羊角 鬱金 益元散

六

理中湯
治傷寒直中太陰自利不渴寒多而嘔中氣不運
人參　白朮　甘草
乾姜　各三兩　加附子
一枚名附子理中湯程
應旄云命門益土母溫
矣

花粉　知母　杏仁　連翹心　荷花露

倪　三三瘧傳成腫脹
三瘧一載中陽困頓寒多脈小脹腹脾胃交傷非
輕劑與附子理中湯加味
附子理中湯加味
炒半川朴　茯苓　沉香　砂仁

浦　二十九歲
三瘧漸輕寒熱稍輕但其根蒂深未易驟止宜搜
邪扶正調治

王士雄曰外感為瘧原不外乎風寒燥暑濕裏證亦不外乎痰飲但瘧疾本是外感之病不過輕於傷寒耳故傷寒有兼瘧而瘧有兼今世正傷寒少溫暑濕熱之病多瘧亦然也故善治溫熱暑濕者始知治瘧之全體也又曰瘧有經之瘧有腑之瘧有藏之瘧治不如法輕者變重重者變死

桂枝　雲仙　橘白　當歸　黨參　薑

鱉甲　青蒿　半夏　白芍　茯苓　棗

畢　四十六歲

大瘧脈弦細真陽必虧且值冬令嚴寒邪本深而其根愈固苟非補正攘邪焉得有瘳

附子　柴胡　半夏　鱉甲　橘紅　紅棗

於朮　茯苓　炙草　雲仙　煨薑

錢

舌之黑苔漸化可徵壞液來復診得脈右弦甚木邪仍

故間二日而發作者俗稱三陰瘧。其實藏病少而腑病尤多，經病絡病為多，故驟死者少。又，陽分太虛必挾寒，陰分太虛必挾熱，況溼為之脈尤易傷陰。黃氏所論，簡要遺微，因之摘紀書面。

稟脾土見衰，再宗積聚為邪，復劇絡痹，勿使結瘕痼疾。其足自覺見冷者，方書云非真寒也，總由營虛不和耳。

鱉甲　檳榔　川芎　炙穿山甲　細生地

當歸　靈仙　花粉　鹿角霜　麥芽湯代水

惠　三十二歲

大瘧積為日作，來時漸寬，結母支滿臍窩，邪正混淆，勢化鼓脹，大便溏泄不爽，腑陽窒滯使然。

柴胡　青皮　淡芩　茯苓　威靈仙　炒麥芽

鱉甲 厚朴 半夏 丹皮 另服來復丹

錢

昔賢云瘧移宴為邪陷胃納減先宜扶脾升陽泄邪

六君子湯加

桂枝 柴胡 鱉甲 知母 紅棗 薑

朱 三十七歲

先瀉後瘧瘧轉三陰大便溏泄從太陰治

煨草果 焦朮 半夏 茯苓 大棗

厚朴 茯苓 廣皮 煨薑

簡易四獸飲

治食瘧脾痰和胃消痰

人參　白朮　茯苓

甘草　半夏　橘紅

烏梅　草果　生薑

大棗

簡易方乃陳言之所定

王碩所撰

江　五十六歲

脈弦滑以瘧止而復作痰濕乘脾仿四獸飲

四獸飲加

柴胡　鱉甲　薑　棗

華　四十八歲

大瘧延久巔頂腫脹自汗頭暈肝陰虛而風陽上旋

體浮不脹當理其脾

焦朮　牡蠣　柏子仁　白芍　澤瀉

首烏　茯苓　麥冬　廣皮

徐

大瘧早截嘔吐少納腹鳴此脾胃大傷宗東垣法

焦朮　姜夏　木香　神粬　通草　砂仁

赤苓　廣皮　澤瀉　穀芽　荷葉蒂

周

大瘧根深道遠寅申巳亥為厥陰丹溪之旨也蓋此嘔吐木乘胃也兩月來正氣大傷胃氣日餒不思納穀宜其然也脈虛弦而遲時或瘕聚痞滿見象甚著議扶正安胃利痰法

四獸飲去草果甘草加

益智仁　焦麦芽

張　三十五歲

瘧來寒從背起先寒後熱足太陰立方兼通督脈

異功散加

桂枝　鹿角　菟絲子　烏梅

白芍　鼈甲　紅棗　薑

四君湯子加陳皮名異功散

徐靈胎批指南中
夏秋之痢總因濕
熱積滯與傷寒傳
入三陰之痢不同

痢

萬 二十六歲

濕熱蘊於陽明身熱自痢宗仲聖法

川連　葛根　川朴　赤苓　廣皮

淡芩　甘草　神麯　澤瀉　薏仁

吳 六十七歲

先發熱熱暑毒因隔血痢頗多似仲聖少陰下痢可徵

此但不思納穀老年鑠此怒慮噤口捨從仲聖法藥

其痢減思穀為妙

痢

一

白頭翁湯
治厥陰熱利下重脈沉細
渴欲飲水者
白頭翁　黃連
黃柏　秦皮
逆流挽舟河間敗毒散
倉廩散之屬

白頭翁湯加
藿香　赤芍　查炭　香稻芽
九節菖蒲　赤苓　車前子　茉莉花

楊　四十三歲
赤痢身熱噁心納少暑濕犯胃最慮噤口議進升陽
泄濁仿喻西昌逆流挽舟之法
柴胡　枳殼　赤苓　川連　查炭　炒紅麴
葛根　桔梗　澤瀉　淡芩　香穀芽湯代水

馮　六十九歲

先瀉後痢脾傳腎為賊邪脈来弱以老年中陽下陷

當補中升陽

人參 黃耆 白芍 升麻 縮砂仁

桂枝 菟絲 炙草 陳皮 荷葉邊

錢

熱毒下痢恐延噤口

白頭翁湯加

九節石菖蒲 銀花 茯苓 車前子

邊 三十二歲

痢 二

白頭翁湯解

按三陰俱有下利自利不渴為太陰自利而渴者為少陰惟厥陰下利為於寒者厥而不渴下利清穀為於熱者消渴下重下利膿血此熱利下重乃火鬱濕蒸穢氣奔逼廣腸魄門重滯而難出也故用此方

便後帶積左半腹痛氣墜欲大便知其清陽不升肝脾合病也明矣且兼夢洩胃不思熱亦由氣分大洩所以精關不固胃中陽氣胃陽亦不振矣議與肝脾腎三陰同治宗仲淳意

枸杞　沙苑　茯苓　廣皮　湘蓮

菟絲　白芍　砂仁　穀芽　荷葉邊

王　四十六歲

去冬濁下延今濕熱逗留二府早間大便結膩小溲不爽勢欲淋濁由操勞所致清濁混淆宜與調中

分理湯

蒼朮 車前 澤瀉 益智仁 萆薢

茯苓 廣皮 枳殼 海金沙

陳 五十歲

瀉痢傷脾慮其膨滿

焦朮 製川朴 苡仁 薑炭

茯苓 藿香 砂仁 炙草

倪 五十四歲

腹痛滯下不爽與扶脾理氣

痢

三

香砂枳實丸加

茯苓　柴胡　白芍　廣皮　炙草

陳　右三十一歲

瘧起於去秋暑濕傷脾，先瀉後痢，延久脾元日衰，或純血或帶白，納減運遲，皆見端也。議東垣升補脾陽。

黃耆　歸身　木香　焦冬朮

甜廣皮　縮砂仁　伏龍肝煎湯代水

鄒　三十一歲

瘧痢延久傷脾，泄瀉浮滿，喜飲脈濡，虛陽衰之象

瀉久延膨脹議與理中消息病機

理中湯去參加

茯苓 廣皮 桂枝 澤瀉 木香 柟目

薛 二十六歲

痢後鶩溏脾腎兩虧

補骨脂 菟絲子 白芍 焦朮 湘蓮

炙甘草 炒山藥 肉果 赤苓

王 二十九歲

痢後脾虛膨滿兼之食物不節漸欲成鼓擬以溫脾運

痢

四

三奇散

治痢後裏急後重

枳殼　黃芪　防風

等分每三米飲調末下

滯滯湯

理中湯和枳實

謝　五十二歲

病經半月先赤後白腹不痛氣陷則門戶不藏防

三奇散合入東垣法

防風　炙草　茯苓　柴胡　黨參

白朮　陳皮　黃耆　升麻　枳殼

楊　三十六歲

血痢腹痛脈濡數或時呃逆不思納穀胃虛木

柔噤口可慮

黨參 白芍 川連 於朮 秦皮 香穀芽

白頭翁 烏梅 吳萸 木香 查炭 玫瑰花

華 三十五歲 右

妊娠五月痢且腹痛小便不利此氣化不及州都胎

墜可慮

条芩 桔梗 澤瀉 車前子 通草 砂仁

枳殼 赤苓 木香 蘇梗 荷蒂

鮑 左二十八歲

痢 五

崩中後又曾白帶腹脹便泄例以調之

製川朴　炙朮　茯苓　神麯　穀芽

焦於朮　陳皮　砂仁　伏龍肝湯代水

朱 五十二歲

病經反復已及數月或痢或瀉營衛並虧痿黃

體虛胃納甚少治非易也

四君子湯和

苡仁　神麯　澤瀉　穀芽　砂仁

周

大瘧久延暑濕蘊伏挾滯釀成下痢腹痛後重不爽舌苔黃濁惡心厭穀脈來右弦數左濡數最恐傳胃經旨六府宜通佐以苦辛開洩冀其痛緩能納為幸

製川朴　吳萸　藿香　木香　赤芍　赤苓

姜半夏　川連　查炭　葛根　丹皮　砂仁

二診

前議通府泄濁痢大減而胃稍開苔黃漸化口仍黏膩脈下宿弦又得小緩皆屬佳處惟大瘧仍有汗出頗

痢

六

有即氣逆之狀，總由正氣日衰，中氣無把握耳。

人參鬚　於朮　查炭　白芍　赤苓　陳倉米

川連　木香　銀花　青皮　荷花露

錢 四十四歲

痢經五載，色如豆汁，腹不痛，氣陷則泄，當調中益氣治。

黨參　茅朮　升麻　陳皮　紅棗

黃芪　木香　柴胡　延胡　砂仁

蔡

痢經數載，肛門痛，為臟陰之傷，大便或溏或燥，幸

濁胃納尚暢腹不痛但覺氣陷此中下交虛議陷者舉之

黃耆　歸身　升麻　生地　防松
冬朮　白芍　柴胡　秦皮　廣皮

二診

久痢不已五更泄瀉責在脾腎前以溫補升陽兼攝下禦肛門之痛得減當進而斂之

黃耆　炙草　小茴香　姜皮　廣皮
肉果　熟地　補骨脂　冬朮　伏龍肝

痢

七

張 右

胎前患痢，產後不止，已延半載，心中嘈雜，耳痛時食稍多，所下赤白更兼，氣血兩傷，脈細弱，腹疼痛，氣陷則泄，宗東垣法

黨參 冬朮 升麻 廣皮 紅棗

黃芪 炙草 柴胡 延胡 艾

泄瀉

程 三十三歲

先天既虧須藉後天脾胃為蘊育之原而泄瀉腹痛

中無砥柱矣際此土旺之期坤厚日虧何以為資生之本

異功散加

炮薑 建蓮 穀芽 伏龍肝湯代水

陸 三十歲

洞泄腹鳴納減脈濡舌絳無苔不渴脾土衰大矣

仿連理湯意

潞黨參　薏苡　炙草　川連

焦於朮　澤瀉　赤苓　砂仁

費　三十四歲

經云濕勝則濡泄今則腹痛且鳴胃納不旺宗東

垣升降法

黨參　赤苓　澤瀉　建麯　葛根　木香

於朮　茅朮　肉果　荷蒂　木香　砂仁

陸　二十三歲

中陽式微大便泄瀉

難經曰脾泄者腹脹滿泄注食即嘔吐逆

理中湯加

廣皮 苡仁 澤瀉 砂仁 伏龍肝湯代水

朱 五十八歲

脾泄久延腎氣必傷經旨腎為胃關主二便理宜同治口不渴右脈鼓大仿黑地黃丸法

熟地 五味子 茯苓 澤瀉

蒼朮 菟絲子 乾姜 建蓮

高 二十三歲

瀉泄久延不愈古人云都從脾腎治然腹鳴膨滿經

百濕多成五泄也 仿黑地黄丸消息之

熟地　乾姜　製川朴　五味子　砂仁

蒼朮　赤苓　澤瀉　通艸

苑 二十九歲

泄瀉自去秋起食難於運脾虛可知昔賢以補脾不若補腎最爲探本之道也

二神丸加　菟絲子　茯苓　白芍

炙白朮　吳艸　炮姜

沈 三十八歲

寒患洞泄惡心以六和加減

藿香　姜夏　木苓　蒼朮　神麯

製川朴　陳皮　甘草　赤苓　砂仁

岳 三十歲

口肥不渴腹鳴洞瀉濕勝便效

焦朮　赤苓　半夏　藿香　砂仁

製朴　澤瀉　廣皮　木香　通草

張

長沙脈弦動木乘土爲縱水乘脾爲橫土之虛宜知

且風嘔吐傷胃泄瀉傷脾將交土王用事大節凡因之
之體最為喫緊擬宗古法調脾胃為第一義扶
過大節望其好音

人參　茯苓　二廣皮　穀芽　益智仁
桂花　半夏　木瓜　砂仁　玫瑰露

許　六十三歲

舌色絳胃液無存大便溏泄不爽得之思慮勞傷
酒濕生熱故上下見端兩歧殊難告竣

四君子湯加

方

川連　葛花　澤瀉　苡仁　雞距子　藕

脈弦大而遲弦為木鬱遲為寒為驟然吐瀉中陽困乏鬱滯未宣脘痛而時欲呃逆口膩不渴足惡寒殊非輕淺議枳實理中湯加味

焦朮　枳實　廣皮　丁香　蔻仁

乾姜　赤苓　澤瀉　柿蒂　沈香汁

孫　二十三歲

泄瀉數月不止脾腎兩虧間或完穀不化火不生

泄瀉　四

土也最難圖治

理中湯加 菟絲子 補骨脂 五味子

煨肉果 茯苓 荷邊 鍋巴湯代水

二診

腹鳴則洩濕勝胃滯延久不已腰楚完穀不化脾腎

兩虧異類

理中湯加 茯苓 補故脂 葫芦巴

菟絲子 五味子 砂仁 伏龍肝湯代水

書 四十九歲

寒積在腸間胃脘痛及腸每晨起腹痛便泄宜
温中泄木湯
茅朮　木香　青皮　薑炭
炙苓　炒仁　廣皮　澤瀉

徐　十七歲
起自風溼未痊後為當臍作痛惡寒且鳴且泄經言
濕多成五泄也瘕經數載年方壯盛且值夏月治從風
勝濕治
羌活四苓湯加　木香　葛根　木香　伏龍肝湯煎

泄瀉　五

二診

前方有效當臍旁肝脾之部遇寒則痛痛則陷再從土中泄木

桂枝　淡吳萸　白芍　小茴香

南參　香附　木香　鍋巴湯代水

梁 三十七歲

瘧後濕熱不清肝脾之氣不和由是四肢乏力便溏腹

膨脹形虛擬宗東垣法

炙朮　茯苓　澤瀉　神麯　青皮

紫厚朴　廣皮　砂仁　穀芽

大小便閉

周 五十二歲

二便不爽經云九竅不通私腸胃之主也

製川朴 杏仁 瓜蔞皮 枳殼 木通

火麻仁 桑葉 黑芝麻 車前子

尼 五十一歲

按脈弦而數鬱火結聚之處大便艱濇漸有下痢

之慮其滯下色紅亦由火鬱故也前方導之內經火

鬱發之之義之症勢仍弱今以苦泄之使大腸氣暢

嘗有應驗否

炒荊芥　赤芍　川連　丹皮　細生地　查炭

香附炭　木耳炭　黃芩　黑芝麻　焦山梔

來

大便白下不通，小溲亦甚窒塞，寸關脈數，舌絳口渴。經云三陽結為格也。

鮮生地　杏仁　鮮首烏　瞿麥　木通

麻仁　紫菀　懷膝　另服更衣丸

章

暑毒歸心之絡舌腫厚不能言不能納昔賢謂之木舌而小腸為表裏故小便不通清濁混淆大便亦燥急病情錯雜立方頗難

導赤散方加

西牛黃 琥珀末 銀花 元參 細米石菖蒲

另服更衣丸

翁

恙久元虛未復又因過傷胃仲景所謂穀疸之部此胃氣失司下行一月來雖得大便二次甚少而艱

大小便閉

二

不饑不飽皆胃病也胸腹板着而痛脹作則難忍平則稍安曾大熱而大瀉營衛大傷其病愈甚顯然可知矣今則形神消瘦言聲不揚診脈弦數右大左小此虛中夾食再難圖治姑擬方

西洋參　鮮首烏　黑芝麻　枳殼　玫瑰露

麥冬　瓜蔞皮　柏仁　麥仁　另服更衣丸

王　五十九歲

膀胱不利為癃已經一載據述勞則劇得煖稍通緣由天一虧損以致氣機閉不和腎司二便與東垣說

肉桂 知母 黄柏 石菖蒲 韭根鬚

華

症經數次小便不通少腹支撐遇勞即發脈形亦加

繼由下元虧損膀胱氣化不通宗東垣滋腎意消

息病機

通關滋腎丸加

熟地黄 當歸 小茴香 茯苓

王 二十歲

時邪旬日熱入膀胱驟然小便不通脈象弦數而三

三

大小便閉

焦氣化不通可知議以河间桂苓甘露飲意

桂枝　滑石　杏仁　血珀　瞿麦

茯苓　木通　麦冬　石菖蒲

朱　右

經云北方色黑入通於腎開竅於二陰今則茎淋胡溺二便皆閉木火有餘則火愈熾而液愈虧涸其结愈堅勢所必致脈頗胃加以乾舌糙前從涼潤暫為救急絡非根本之治然大劑滋養不恐妨於胃氣姑小其劑以消息之可

導赤散加

麥冬　桑葉　黑芝麻

袁　右四十歲　癃

先曾腸癰以及一載少腹痛溲濁不利足浮腫經

事先期時或淋濁此奇脈損傷濕熱蘊於膀

胱恐延爲癃豈可泛視

西血珀　粉丹皮　金鈴子　歸身　白芍

海金沙　川萆薢　赤茯苓　車前子

朱　二十五歲　大小便閉　四

木鬱水虧氣壅濇痛溲不利而大便燥症延四載不易調治

生地　丹皮　歸身　龍膽艸　木通

柴胡　黑梔　白芍　車前子

張　五十一歲

經云膀胱不利為癃氣化則能出矣少腹滿溲赤濕熱蘊結奚麴苔粘作濁脈形小數正氣漸虧恐致虛虧

滑石　赤苓　澤瀉　黑山梔　車前子

豬苓　木通　生艸　西血珀　竹葉

裴 四十九歲 大便艱澁

操持過度心腎不交饑不能飧大便艱澁皆津液內劫陽明失司出納圖治非易

西洋參 茯神 麦冬 懷牛膝 黑芝麻

蓯蓉 柏子仁 麦仁 另服天王補心丹

二診

六日不更衣胃府失司下行脈象短濇液竭之象治宜溫潤

蓯蓉 懷膝 麻仁 郁李仁 黑芝麻

當歸 柏仁 麦冬 茯神

大小便閉

五

三診

得大便不爽形氣衰弱尺脈尤虛殊可慮也

人參　懷膝　沈香　紫石英　杜坎炁

蓯蓉　茯神　麥冬　柏子仁　北五味

許　二十六歲　驟然癃閉

驟然癃閉二府皆痹起自腹痛支滿肝失疏泄

辛苦具是議

吳萸　歸須　杏仁　黑梔　六一散　韮根須

木通　金鈴子　枳殼　車前子　麻仁　兩頭尖

王 二十七歲

產後營虛萎躄經氣又因跌仆以致小便癃閉旬日不通脹攻臍四勢甚危險恐夫氣化不通責在膀胱而機關不利治從厥陰考古法如通關丸當歸四逆湯可採也冀其應桴

當歸　細辛　桂枝　茯苓　黃柏

白芍　木通　車前子　知母　細葉菖蒲汁

大小便閉　六

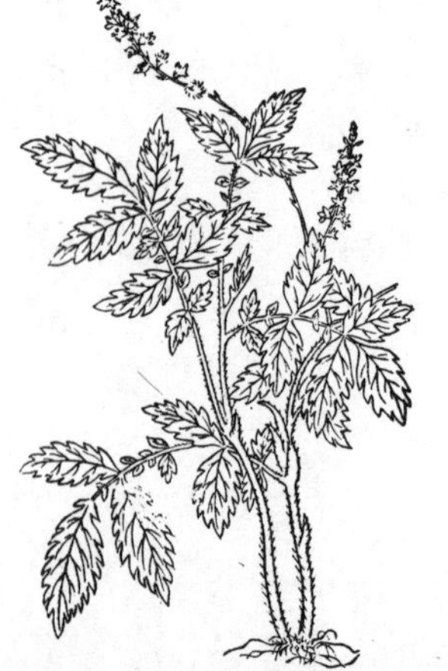

開卷有益・擁抱書香

凡有聲有物並出者曰嘔有物無聲曰吐有聲無物曰乾嘔皆主脾胃有寒熱虛食痰飲氣七項之分

有欲吐不吐欲嘔不嘔心中兀兀如畏舟車者曰惡心

嘔吐

華 五十歲

仲景云食穀欲嘔吐屬陽明也吳茱萸湯主之

吳茱萸　人參　生薑　大棗

姜半夏　茯苓　橘紅　白芍

曾 七十歲

嘔吐痰濁已多胃虛不容穀食王太僕云食不得入是無火也診脈弦滑帶數宗仲景法參丹溪意

人參　姜夏　麥冬　橘白

川連　白芍　烏梅　陳皮

蔣 三十歲

噎不容穀時作時止咽中如有物狀正仲聖炙臠之謂故遵半夏厚朴湯

半夏　香附　茯苓　旋覆花　杜蘇子

厚朴　川連　橘紅　橄欖汁

楊 五十五歲

旬日不大便噎不容穀遵經言胃氣以下行為順立加

茯苓　川朴　橘紅　麥冬　當歸

附吞酸 吐酸

吞酸雖胃酸苦之淡上泛而不能吐酸味醋心者是乎

吐酸則發出上泛湧出為黃苦之味

二症皆肝急欲氣鬱結為病左金越鞠之類

附噯氣

胃中有寒有痰有食有氣　大約可用薑半夏陳皮治痰　以石蓮山查青皮穀芽作消　木香附理氣　此等噯氣吞酸作嘈亦附大痰條下　其証可知

牛膝　茯苓　半夏　黑芝麻

吳　壬午歲

眩暈悸動因熱。嘔涎沫。仿妙香意

益智仁　茯苓　龍齒　明天麻　白芍

柏子仁　茯神　遠志　石決明　鈎藤

錢

嘔吐

嘔吐酸濁食穀不納　喻氏所謂能變胃而不受胃變耳

吳茱萸　生薑　茯苓　蔻仁

薑半夏　枳實　廣皮　丁香

二

鄧

嘈雜脘痛吐涎沫欲嘔舌苔黃濁此中陽虛而痰涎

扶濁附和治從胃陽

黨參　茯苓　鬱金　竹茹

益智仁　半夏　橘紅　藿香

楊　五十七歲

嘔吐酸腐木鬱侮胃可知昔賢主以善和其旨深矣

左金丸加　茯苓　建麯　生姜　茅朮

半夏　穀芽　蔻仁　香附

華 三十四歲

食不運口甜膩時或嘔逆治從倉廩

半夏 焦朮 茯苓 砂仁

枳實 橘紅 藿香 穀芽

諸 五十四歲

中陽式微納穀不運嘔吐酸腐甯氏所謂能夜胃而不受胃〻致耳

桂枝 吳萸 查炭 茯苓 白芍

乾姜 半夏 麥芽 青皮 伏龍肝

嘔吐 三

錢

積飲嘔吐之恙有素知胃中清陽失曠漸加痞滿噯腐經所謂濁氣在上則生䐜脹也倣外臺茯苓飲意

茅朮　廣皮　茯苓　建麯

枳實　砂仁　香附

劉　四十八歲

胃陽式微虛則補之

乾姜　智仁　半夏　吳萸　茯苓　棗仁

嘈雜

錢 四十四歲

嘈雜胃熱背惡寒議與辛甘化陽

煨薑 桂枝 白芍 紅棗

炙草 當歸 柏子仁

鄒 二十五歲

勞倦之後嘈雜不還宗東垣法

黃耆 茯苓 炙草 木香 砂仁

冬朮 當歸 穀芽 廣皮

稽 十九歲

霄楚嘈雜潮熱口乾平補三陰

八仙長壽丸加 杜仲 南棗

汵 五十八歲

嘈雜悸動惡寒辛甘化陽

桂枝甘草湯加 當歸 茯神

柏仁 遠志 煨薑 炒紅棗

章 五十歲

嘈雜汗泄四肢惡寒欲叉手冒心中虛多痛宗仲景法

小建中湯加　茯神　柏仁

鮑

產後彌月嘈雜盜汗少腹疞痛營虧之象與貞

元飲加味

貞元飲合交感散加

柏仁　白芍　川石斛　小茴香　淮小麥

張　三西歲

經來嘈雜臨楚之內熱營虧風陽旋擾宜滋養

熄風和胃

生地　石决明　茯苓　柏子仁　蘇梗汁
白芍　川石斛　新絳　益智　藕肉

畢　四十七歲
中虛氣滞脘痛噯舖
橘餅　白芍　茯苓　益智　蘇梗
煨姜　大棗　鬱金　炙艸　薏仁

華　五十六歲
肝氣鬱勃似風眩暈嘈雜不寐宜體用兩顧
細生地　石决明　茯神　白芍　砂仁

蔡　料豆衣　川石斛　香附　鬱金

陰虛陽炎嘈雜口乾咽噎不爽此皆由肝鬱氣滯故得暖則適也滋養和陽佐以暢脈

大原生地　茯神　麥冬肉　二廣鬱金

金石斛　柏子　摩沉香汁沖入

加甘蔗汁一杯和入

方　四十六歲

脘痛嘈雜欲嘔脈數防厥

嘈雜

三

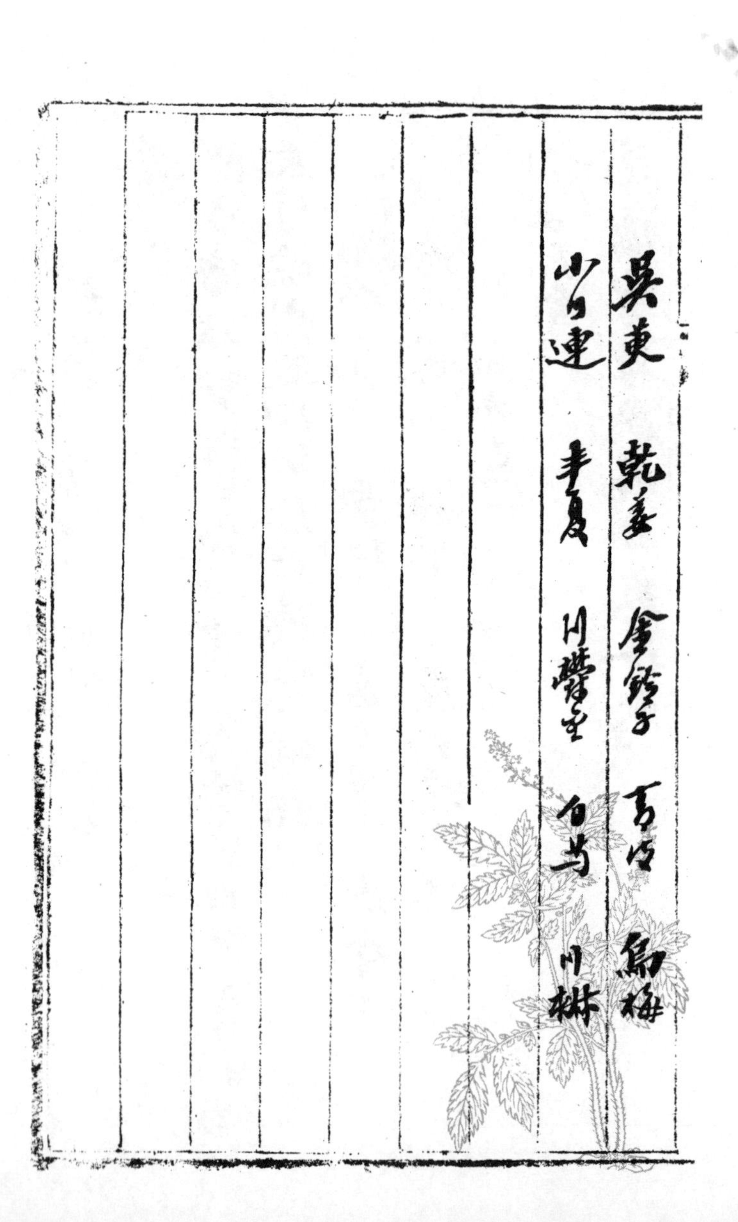

吳萸　乾姜　金鈴子　青皮　烏梅

川連　半夏　川鬱金　白芍　川椒

呃逆

尤

積飲者嘔吐酸水膩濁甚至一二升必須頃囊而出自言喜得小便則遺交春其病轉劇肢麻呃逆脉弦而遲胃陽式微肝木肆橫先以吳茱萸合半夏湯服得稍平然察色按脉正氣日餒虞至厥象殊屬險途勉擬方

人參　半夏　茯苓　蔻仁　陳倉米

熟附　乾姜　白芍　丁香

二診

迭進溫中鎮逆呃逆不止間有神志失常語言無序腹脹溺少加起臥不安氣藏丹田腎司納氣倘引動真元陽升厥脫奈何考之古訓上中不效須究下焦宗景岳攝固下元吸氣歸原之前

人參　乾薑　龍齒　紫石英　沈香　牛膝

熟地　茯神　吳茱　五味子　丁香　柿蒂

九

胃寒氣升作呃

旋覆代赭湯加

茯苓 廣皮 沈香 丁香 柿蒂

吳 四十七歲

濁邪上干氣阻為呃，下注於府為泄，中氣漸虧，防其喘脫，姑擬鎮逆溫中

旋覆花 姜夏 黃芩 川朴 丁香

代赭石 橘紅 澤瀉 苡仁 藿香

二診

呃稍定，大便仍溏泄，宜溫中州 呃逆

二

焦朮　薑皮　茯苓　廣皮　丁香
厚朴　炙草　澤瀉　木香　柿蒂

嘔　四十三歲

時邪飲水嘔多得大汗而愈積寒在胃呃逆七日
不止遵長沙法
旋覆花　乾薑　茯苓　丁香　刀豆子
代赭石　橘紅　薑夏　炙草　沈香汁

汗脫 自汗 盜汗

倪 四十三歲

寒熱兩作汗漏不止脈細微肢厥鼻冷駿駿欲脫

立劑姑擬仲聖法

人參 茯神 五味子

麥冬 熟地 白芍

二診

投劑後脈稍有神陽回汗收惟有驚悸肝陽未

平心陽上熾仍宗前議

原方加　龍骨　牡蠣

三診

又胃寒勢且不納穀雖諸恙減而胃之資生之本中無砥柱之權險途跋涉未就平淺勉擬救逆湯

人參　白芍　龍骨　茯神　煨薑

桂枝　炙草　牡蠣　橘白　紅棗

王　六十五歲

氣不歸原大便燥結近起浮滿脉細無神陽衰欲脫理之非易

蓯蓉　牛膝　茯苓　紫石英　沉香

熟地　車前　澤瀉　杞子　椒目

顧 三十九歲

陽抑于濕鬱之治

生地　龍齒　茯神　西洋參　淮麥

天冬　牡蠣　棗仁　川石斛　南棗

周 五十二歲 自汗

自汗經久不愈胃納減為宗玉屏風加味

黃芪　桂枝　棗仁　麥冬　川石斛

自汗

二

。防風　茯神　柏仁　牡蠣　炒仁

丁　自汗

自汗甚多幾及一月衛陽不固近兼風疹作癢表虛

挾濕宗東垣勞倦例

玉屏風散加　茯苓　薏仁　澤瀉

炙草　木瓜　桑枝

杜　七歲盜汗

盜汗之加補陰固衛

黃芪　牡蠣　地骨皮　白芍　棗仁

古方當歸六黃湯

盜汗主方

歸身　生地　熟地

炒黃芩　炒黃柏　黃連

蜜炙黃芪

黃芪湯

陰陽偏虛發熱自汗

或盜汗不止

蜜炙黃芪　芍　熟地三　茯苓三

天冬　芍　歸身　芍　防風下

炙[illegible][illegible]　煅龍骨三　五味子十粒

二麻黃根下　浮麦　[illegible]代水

或加煅牡力丸[illegible]

盜汗

茯神　柏仁　麥冬　淮麦

二診

入暮寒熱和營理衛為治

桂枝湯和

製首烏　青蒿　地骨皮

李　十八歲

內傷不足寒熱無期盜汗頗多

黃芪　製首烏　牡蠣　棗仁

茯苓　白芍　川石斛　橿蚕

三

勝 四十二歲

自(?)患盜汗口不渴，仿柏子仁丸。

麦冬　苓朮　茯神　白芍

柏仁　牡蠣　地骨皮　浮麦

黃疸 附絡瘀

張 四十二歲

濕熱發黃不知飢飽從穀疸例治

茵蔯　焦朮　赤苓　豬苓　陳皮

黑梔　枳殼　澤瀉　神麯

附黃伯雄治疸方

陽黃面目發黃口燥而渴小便赤澀胃火熾盛濕熱薰蒸

葛根一錢　茯苓一錢　山梔一錢
連翹一錢　木通一錢　茵陳二錢
萆薢二錢　猪苓一錢　澤瀉一錢
車前一錢　苡仁五錢　代水

陰黃面目發黃身冷不渴小便微黃而利

茵陳二錢　白朮一錢　附子一錢
茯苓一錢　當歸一錢　陳皮一錢
半夏一錢　砂仁五分　苡仁八分
薑皮八分

顧

勞倦瘀熱蘊於膀胱小便黃赤勞動則汗黃而渡及膚此太陽為開行身之表其容可徵也作渴脈軟數膀胱為津液之府氣化則通理亦宜諸

穀疸。脾胃不和。食穀則眩。穀氣不消。胃中濁氣下流。小便不通。寒熱入於膀胱。身體盡黃。

當歸二錢 赤苓二錢 白朮一錢 厚朴一錢 廣皮一錢 木香八分 砂仁五分 蒼朮一錢 山梔三錢 茵蔯三錢 萆薢二錢 車前二錢 生熟谷芽各三錢 生熟米仁各五錢 二味代水

酒疸者。平日嗜飲。濕火薰蒸。面目發黃。黃甚則黑。心中嘈雜。雖食甘蔗於

五苓散加

赤小豆 連翹 茵蔯 花粉 左牡蠣

二診

諸恙漸覺安適。脈轉緩而遲。正金匱穀疸之義。小便未清。尚宜疏補兼施。

焦於朮 西洋參 赤苓 澤瀉 穀芽

半夏麴 藿香 黑梔 橘白 縮砂仁

三診

黃疸本易退清。總由濕熱遷延。小便不多故也。金匱有

受酸痛小便赤澀

茵蔯三 玉竹三 石斛三
花粉三 葛根三 山梔三
廣皮一 半夏一 茯苓三
萆薢三 苡仁五代水

女勞疸者膀胱結小腹
滿身盡黃額上黑足下
熱大便黑溏此因血瘀
不行積於少腹膀胱以通
利下瘀蒸去瘀血

桃仁三 紅花一 牛膝三
延胡一 歸尾一 赤芍一
丹參三 茵蔯三 澤瀉三
車前三 澤蘭 查 甘草一

而諸病黃家但利其小便此治疸之要務矣

海金沙 赤茯苓 黃柏 綿茵蔯 稽白

赤小豆 川萆薢 豬苓 黑山梔 砂仁

黃

濕熱熏蒸為黃已延兩月口甜不渴舌濁溲赤金匱總
以利小便為要又嘗吐蛔大便數解不通胃氣逆行殊
非輕淺

茵蔯 黑梔 陳皮 豬苓 麥芽

川連 薑仁 茯苓 半夏 磨枳急流水煎

黃疸 二

二診

二便得通，黃色稍退，皆屬佳兆，舌苔濁不渴，究是濕熱熏蒸為患，苦辛通泄奚疑。

茵蔯 半夏 焦卮 陳皮 海金沙包

川連 萆薢 茯苓 急流水煎

章

目黃腹脹，舌濁便泄，濕熱蒸鬱為疸，治宜分消。

四苓散加

製川朴 半夏 茵蔯 萆薢 通草

張

前曾黃疸又發大瘧。濕甚留戀。口不渴。腹微滿。食姜棗味甜助脹。其咎顯然。

制川朴 香附 川連 陳皮 砂仁

大腹皮 神麯 赤苓 澤瀉 通草

郭 十八歲

因病而產。產後惡露未清。攣背結發為黃疸。殊不易調

茵蔯 焦山梔 查炭 赤苓

香附 神麯 澤瀉 廣皮

疸絡琉

三

華 四十一歲

溼熱乘脾侮胃黃疸久延腹脹漸及腎囊皆由水道不通脉形弦數宜通府泄濁務得脹寬為倖

防己　海金沙　神麯　赤苓　陳皮　砂仁

萆薢　大腹絨　川朴　豬苓　茵蔯蒿湯代水

吳 三十歲繼診

胸脇痛面目微黃此屬絡瘀不可作疸治

旋覆花湯加　川楝子　歸尾　查炭

炒延胡　紅麯　焦山梔　鬱金汁

素問云肺熱葉焦則皮毛虛弱急薄著則生痿躄也心氣熱則生脈痿故脛縱而不任地也肝氣熱則筋急而攣發為筋痿脾氣熱則肌肉不仁發為肉痿也腎氣熱則腰脊不舉髓枯發為骨痿

張石頑曰痿証藏府病因雖曰不一大都起於陽明濕熱內蘊不清則肺受熱乘而日槁脾受濕淫而留滯遂成上枯下濕之候

痿痺

朱 六十一歲

口苦舌黃黑脈濡數嗜酒中虛溼勝化熱漸延痿躄非輕象也

西洋參　金石斛　赤苓　薏仁　廣皮

麥冬　天花粉　澤瀉　麋銜草

二診

苔黑去而黃濁尚存溼熱之象顯然痿躄一症古人獨取陽明通補兩顧

痿痺

一

經云風寒濕三氣雜至合而為痺風氣勝者為行痺醫通注云行痺者痛處行而不定走注疼痛歷節之類當散風為主御寒利氣仍不可廢須參以補血之劑而與筋脈攸三痺可通以主行而風氣通肝脈主筋脈又大皮毛如

生西洋參　蒼朮　薏仁　澤瀉　佩蘭葉
金石斛　法半夏　赤苓　宣木瓜

闕　四十歲

風氣勝者為行痺

桂枝　萆薢　當歸　五茄皮　麻骨　木瓜
虎骨　薏仁　牛膝　海桐皮　桑枝

錢　四十一歲

填補通痺上部致驗但寒甚仍然而納藏不錄考古法有獨取陽明之論以陽明之腑束骨而利機關者也茍以

丸劑緩調

桂枝 萆薢 川石斛 茯苓 砂仁

黄耆 巴吉肉 宣木瓜 益智仁

另服威喜丸 虎潛丸

朱 右二十九歲

腰痠下攻右腿起自產後營虛筋失其養也調補通痺為法

熟地 懷牛膝 炙虎骨 川斷 茯苓

當歸 宣木瓜 綿杜仲 桑枝

痿痺

二

蔡 四十五歲

痺痛在右股及膝脈形弦緩素有積飲且甚於夜間治以温通

桂枝　虎脛骨　茯苓　薑黃　木瓜

萆薢　海桐皮　杏仁　桑枝　麻骨

陳 二十七歲

溼熱流經身熱溲赤痺痛且浮

羚羊角　萆薢　赤苓　豆卷　滑石

漢防己　黃柏　薏仁　秦艽　桑枝

李 右二十三歲

產後逾月敗血流注經絡腹痛偏右股脇屈伸不利患之寒熱先為宣瘀通絡

桂枝 歸身 丹參 澤蘭 查炭

桃仁 懷膝 川斷 香附 桑枝

華 五十二歲

左髀股痛而麻營虛三氣雜合仿虎潛丸

生地 當歸 杜仲 木瓜 桂枝

虎骨 牛膝 萆薢 陳皮 桑枝

痿痺 三

丁　右四十歲

經事淋漓三月，內急鼻衄兼之，周痺營虛而氣易侵，風陽上逆，頭脹且眩，宜養陰熄風，佐以理痺

羚羊角　焦山梔　豆卷　石决明　白芍　桑枝

細生地　穭豆衣　木瓜　川萆薢　絡石藤

陳

內經曰：痺在肉則麻木不仁，且常在下部，足蹄則從奇經治之得矣

蓯蓉　當歸　虎骨　茯苓　川石斛

巴戟　杞子　牛膝　桂枝　桑枝

徐　四十九歲

內經曰一陰一陽結為喉痺筋痺骨節痠楚

辛甘之藥緩通

羚羊角　山梔　白茯苓　桑枝

杏仁　大豆卷　薏仁

胡　三十歲

痺痛在右足經年不愈且夢遺頻而封藏不固

三陰內虧脈形虛濇經言寒勝則痛其發顯著矣

熟地 蓯蓉 茯苓 海桐皮 木瓜 絡石藤

虎骨 巴戟 菟絲 晚蠶沙 桑枝 虎潛丸

沈 五十七歲

風陽侵經絡起自足髀環跳作痛漸及頭面肢節

色黑作痛營虛內鬱治非易療者

忍冬藤 阿膠 嫩桑枝

夜交藤 生地 烏芝麻

章

溼痺時發掌麻惡寒脈數伏熱之象舌黃溺不

饑不欲納小便不清其咎顯然

川桂木 秦艽 金石斛 半夏 澤瀉

大豆卷 滑石 宣木瓜 赤苓 桑枝

吳 四十二歲

痺痛兩膝跗踝微腫惡寒步履艱難已及兩載

漸延痿躄殊非易愈

桂枝 虎骨 乳香 木瓜 地龍

萆薢 蠶沙 沒藥 牛膝 桑枝

張 四十三歲

痺在于筋，血失其養，右手腕隆起，髀股、痠楚，惡寒，微痲，此挾痰，亦有令人偏枯者

桂枝　虎骨　當歸　苡仁　竹瀝

片薑黄　木瓜　桑枝　萆薢　姜汁

華　二十三歲

背脊痠痛，溫通督脈

鹿角霜　袓桂枝　秦艽　山萸藤　木瓜

大豆卷　金狗脊　當歸　菟絲子

張　五十四歲

但壁不遂者此為痺

桂枝　枳殼　橘紅　白芥子　製半夏

薑黃　苡仁　桑枝　另服指迷茯苓丸

錢四十四歲

平素嗜酒涇𣈶聚于中宮嘔惡腹痛流于筋節

為痺與外感六淫有間

金花　半夏　枳實　赤苓　萆薢　桑皮

澤瀉　陳皮　神麯　木香　薏仁

胡四十六歲

痿痺

六

酒溼化熱漬溼筋骨節骱痺痛且腿恐延痿躄。調治非易

虎骨　蠶沙　薏仁　威靈仙　秦艽　木瓜

黃柏　赤苓　萆薢　絲瓜絡　桑枝

蔣　三十歲

下極筋攣惡寒作楚。痿躄之無力兼之營衛失和盜汗頗多。治以溫通。

桂枝　小茴香　杜仲　川石斛　蓯蓉

當歸　宣木瓜　杞子　茯苓　桑枝

朱

交節痛復甚，此血不榮筋也，亦由勞動所致，舌色滑膩，挾溼之象，頭風未平，經以平肝

薑汁炒西洋參　虎骨　牛膝　茯神　晚蠶沙

薑汁炒生地　當歸　木瓜　廣皮　桑枝

雞子黃拌炒白蒺藜　水飛石決明

黃　二十七歲

痺自去秋起，延至產後而痛不止，寒熱是由營虛不足，而衛氣不行脈外也，議養營通痺

張子和云：風痺痿厥四證本自不同，近世不能為辨。夫四末之疾，動而或勁者為風；不仁或痛者為痺；弱而不用者為痿；逆而寒熱者為厥。風者必風熱相兼，痺必風寒濕相合，痿必火乘金，厥或寒或熱，皆從下起。今見手足彈曳，便謂之風，雖謂風濕末疾，不知六氣皆能為四末之疾也。

桂枝　大豆卷　麥冬　秦艽　片姜黃
當歸　細生地　杏仁　木瓜　桑枝炒

經云：風寒濕三氣雜至而為痺。風氣勝者為行痺（痛處行而不定，走注歷節之類，當散風為主，御寒利氣仍不可廢，兼以補血之劑）；寒氣勝者為痛痺（寒氣凝結，陽氣不行，故痛有定處，俗名痛風是也。當散寒為主，疏風燥濕仍不可缺，須兼補火辛溫）；濕氣勝者為著痺（肢體重著不移，疼痛麻木是也。蓋氣虛則麻，血虛則木。當利濕為主，祛風解寒亦不可缺，兼以理脾補氣，氣旺自無頑麻）。以冬遇此為骨痺（即寒痺之痛痺，痛苦切心，四肢攣急，關節浮腫）；以春遇此為筋痺（即風痺行痺也，遊行不定，與血氣相搏，聚於關節，筋脈弛縱，或赤或腫）；以夏遇此為脈痺（即熱痺也，藏府移熱，復遇外邪，肌肉熱極，皮膚如鼠走，唇口反壞）；以至陰遇此為肌痺（即著痺濕痺也，四肢痿弱，麻木不仁）；以秋遇此為皮痺（即寒痺也，邪在皮毛，隱疹風瘡，搔之不痛，皮如蟲行）。

女科

調經

顧 三十八歲

经來色淡而少氣血兩虧可知且兼帶下如瀉。攝固無權故難於孕育也。

熟地 沙苑子 丹參 線魚膠 胡桃肉

歸身 白芍 杜仲 川石斛 月季花

唐 三十歲

血枯經斷已甚久矣。脈細濇大便燥，倒以滋養。

熟地 白芍 丹參 懷牛膝

當歸 川芎 桃仁 丹皮

杜 四十五歲

大吐血，經水適行，與濇衝湯

大補陰丸加

黃芩 牛膝 扁豆 麥冬 川石斛 童便

楊 十五歲

經來復斷，為鬱氣血不充也，有時微寒微熱

少腹痛，從奇經治

四物湯加 香附 小茴香 青蒿

丹參 茺蔚子 丹皮

張 二十三歲

據述因恐自幼時起榮陰素虧為經不調而腹痛是衝任為病其經皆隸乎肝胃所以經行時則兼填脹也滋養疏肝是議

生地 歸身 鬱金 蘇梗 砂仁

香附 白芍 查炭 丹皮

錢 二十歲

舌濁吐嘔經行色紫宜和肝胃以通奇絡

益智仁　半夏　丹皮　香附　桃仁　柏仁

淡芩　茯苓　黑梔　神麯　月季花

蔡　十八歲

內損督帶脊駝足痿經行即斷頭是先天付畀不充下元奇經少固症屬難療

鹿角膠　豬脊骨　杜仲　熟地　羊脊骨

鹿角霜　金毛狗脊　川斷　當歸　川石斛

陸　五十二歲

七七適期，經仍不斷，此血不歸經，治宜攝固

黃芪　茯苓　杜仲　蘄艾　蓮房炭

棕炭　枣仁　沙苑　白芍

黃　二十歲

經漸少而斷，瘦黃乏力，食後痞滿，時或寒熱，此

內傷勞倦，與調脾以濟化源

冬术　歸身　炙朴　青蒿　穀芽

茯苓　白芍　廣皮　丹皮　砂仁

程　三十五歲

經阻氣滯咳嗆內熱大便不爽胸脇支滿妨於飲食
因經氣竭肝傷之例
烏鰂骨　當歸　茯苓　麥冬　柏子仁
炒茜草　白芍　丹參　生地　枇杷葉

胡　二十七歲
經停四月脈少添利惡寒寒熱治以調中
蘇梗　砂仁　法苓　丹皮　香附
茯苓　廣皮　青皮　桑葉

張

經事先期胃瘦帶下營虧奇經不固嘈雜納減悸動不寐議用歸脾湯佐以攝固以坤厚為氣血之源奇經之母耳

黃耆 茯苓 甘草 杜仲 穀芽
於朮 棗仁 木香 菟絲 砂仁

唐 二十三歲

痛經不調滿悶不舒宜理血中之氣

當歸 茯苓 香附 烏鰂骨 杜仲
川芎 查炭 新絳 炒茜草 炒仁

費 三十二歲

經事先期腹痛喜按虛寒為多

熟地 炙草 香附 茯苓 沈香

歸身 白芍 小茴 杜仲 砂仁

倪 十九歲

經停半載兩次鼻衄腹時痛有倒經之慮

生地 歸身 丹皮 牛膝 川石斛

楊 十九歲

香附 茯苓 白薇 查炭

经行復斷氣血不充内热乏力宜调中以资化源

黄耆　茯苓　归身　丹皮　砂仁

桂枝　炙草　赤芍　廣皮

淩　二十三歲

经行復數不爽膂楚帶下皆腎虛奇經不固之徵　經帶

熟地　杜仲　茯苓　沙苑子　湘蓮

萸肉　川石斛　車前　線魚膠　砂仁

朱　二十七歲

五

經停一載有餘身熱汗泄納減便溏脈來濡細此
血枯經閉脾失健運最難取效姑仿歸脾丹加減
潞黨參　茯苓　烏賊骨　白芍　小茴炒當歸
於朮　炒棗仁　炒茜草　砂仁　廣木香

俞 二十五歲
經停微寒熱咳嗽便溏以逍遙散加
歸身　於朮　川貝　香青蒿　丹皮
白芍　茯苓　桔梗　廣皮　砂仁

朱 二十四歲

腰楚為任帶之處故難孕育宜調補奇經

熟地　歸身　白芍　沙苑子

杜仲　川斷　鴿蛋　胡桃肉

黃　十九歲

去年天癸初行經行後斷方書謂之避年尚不足慮但骨蒸消瘦損門見症矣

鱉甲　青蒿　全當歸　丹參

秦艽　白芍　地骨皮　砂仁

錢　四十九歲

七七經事尚行而帶下頗多少腹疞痛氣墜後
竭皆因內損八脈之徵

熟地　杜仲　湘蓮子　小茴香　白芍

歸身　沙苑　線魚膠　川石斛

周　三十二歲

帶淋脊楚經事不調此衝任溼熱為病也

熟地　烏鰂骨　茯苓　萆薢　丹參　黃柏

牡蠣　炒茜艸　杜仲　砂仁　白螺螄殼

麗　四十歲

經後絡空受傷兩脇抽掣掣痛及少腹則下注淋漓或兼腰墜脹飛細濁兩白不愈以致眩暈少寐此虛則風生咎徵

阿膠 沙苑子 茜草 棗仁 香附 出棕灰

茯苓 烏鰂骨 白芍 杜仲 蓮房炭

二診

症象稍安惟耳鳴眩暈帶脘痛嘈雜則經血自下此陽明脈絡空虛營出中焦顯然

人參 阿膠 烏鰂骨 生地 白芍 藕肉

茯苓　棗仁　柏子仁　歸身　黃牛角腮

三診

前方有效惟腹及背痛則仍無從減大便氣墜不爽明是奇經攝固無權仍以前法加減

人參　茯苓　阿膠　沙苑子　白芍　藕

熟地　杜仲　牡蠣　歸身　黃牛角腮

鄒　五十九歲

經行必先腹滿經後則寬氣滯絡瘀顯然

香附　焦朮　丹參　廣皮

澤蘭　茯苓　查炭　砂仁

任

平素情志不遂，經水不調，帶下綿綿，用固攝奇經

病所又來，而服藥則小產矣。詢其狀，如膜如有紅

絲，並無惡露。予斷之曰：非胎也，此敗濁凝結而成

於海水若藍之義。彼不能無疑，予曰：緩日再當，以後

固遺下十六枚而出，始信予言之不謬。

朱　二十二歲

半產後，停經兩載，雖無他恙，而地道不通，遂知慎

經帶

八

勿忽之

歸身　淮牛膝　白芍　新絳

丹參　澤蘭　益母草

顧　三十歲

倒經鼻衄，缺少經汛，仿溫膽法加味

竹茹　半夏粬　茯苓　廣皮

生地　金石斛　黑梔

華　十七歲

經初行即停，已及四月有餘，雖有避年之論，然

二七之後當以時下知近則血患咳嗆無忽視之

丹參　丹皮　桑皮　鬱金　川貝母　縮砂仁

當歸　茯苓　地骨皮　橘紅　枇杷葉

鍾 四十三歲

奇經血虧下部氣澀間或微寒熱調補八脈

鹿角霜　歸身　丹皮　杜仲　川石斛

菟絲子　白芍　白薇　川斷　縮砂仁

米 二十一歲

經水愆期今停半載時發寒熱色奪不華甚虛

經帶

九

鬱之理之非易

貞元飲加

丹參　懷膝　廣皮　胡桃肉

金　廿歲

周痺痛楚經停三月先通絡脈

當歸　靈仙　丹參　木香　鹿筋　山萸

白芍　秦艽　牛膝　新絳　桑枝

錢　二十歲

經斷七月內未不調時有鼻衄胃鈍而身無熱

兩非虛損宜通奇經

丹參　淮牛膝　赤苓　香附　查炭

當歸　益母草　赤芍　新絳

許　五十二歲

赤帶淋瀝二載有餘曾經崩此用清劑而少腹

逆痛經延已久此衝任虛中有滯最不易調

熟地　烏鰂骨　歸身　丹參　茯苓

香附　炒茜草　小茴香　查炭　韭根

張　二十二歲

經帶

十

經初行正值出痧令停兩載地道不通不易奏績

當歸　丹參　香附　紅花

桃仁　牛膝　澤蘭　益母膏

周　四十五歲

積經雖行而脊楚帶白淫積漸耗宜慎下元

熟地　杜仲　茯苓　香附　丹參

歸全　湘蓮　菟絲子　查炭　砂仁

白螺螄殼

顧　二十二歲

經事得通氣血漸利之兆但脾元未復宜當加意于生化之源

歸芍異功散加　玫瑰露

沈

向衰年歲經事先期帶下綿綿奇經損傷以致腰痠弱無力下午腹熱大便燥或寒熱調攝為要

熟地　枸子仁　杜仲　當歸　砂仁

茯苓　金石斛　丹皮　白芍　湘蓮

瀰　三十七歲

陰虛生內熱經事先期而少

生地　料豆衣　金石斛　當歸　砂仁

丹參　女貞子　茯苓　茺蔚子

帶下

鄒 右七十二歲

老年帶淋不寐治從坎離

大熟地 綿杜仲 棗仁 茯苓

左牡蠣 菟絲子 遠志 湘蓮

余 右四十二歲

向患血淋今復崩漏營虛生内熱舌濁不知饑

胃陽不振滋膩緩商

西洋參 茯神 女珍子 杜仲 砂仁

金石斛　白芍　旱蓮草　湘蓮

陳　右

帶淋損陰小便漸急閉癃大便不爽東垣云無陰
則陽無以化內經曰淡味滲泄為陽也宗此意立方

導赤散加

知母　歸身　黃柏　細辛　桂枝

另服東垣滋腎丸

王　右二十二歲

帶淋色赤營虛少腹痛而喜按常覺身熱

仿一柴胡飲

柴胡 白芍 丹皮 杜仲 香附

生地 歸身 續斷 湘蓮 砂仁

帶下

二

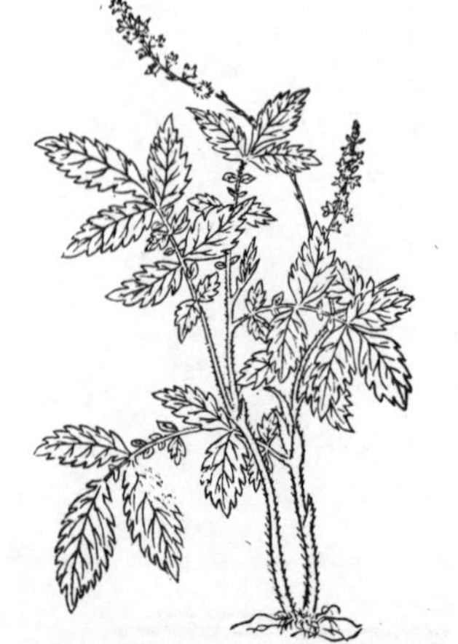

崩漏

張

血去過多漏下未已嘔吐六日不止據述能納不能運消不喜飲病在脾元可知診右濡左芤孫土愈虛木愈橫眩暈肢麻有由來也經云肝藏血脾統血垂訓明矣

冬术　半夏　烏梅　白芍　炮姜炭

茯苓　廣皮　棗仁　黨參　炒穀芽

伏龍肝煎代水

王 五十三歲

崩中後營虧風動嘔吐眩暈滋養雜投先擬妙香散法

益智仁 雲茯苓 龍骨 棗仁

炒白芍 白茯神 湖藕肉

諸 三十八歲

崩漏偏多嘈雜跳動時或身熱宗內經營出中焦之義

甜冬朮 雲茯神 酸棗仁 歸身

綿黃耆　大熟地　生甘草

楊 三十九歲

經漏淋漓已延二載形暈悸動奇脈空虛極氣但胃納不旺惡心噯氣先宜通補陽明

綿黃耆　益智仁　茯神　烏鰂骨　蓮房炭

金石斛　茯苓　棗仁　白芍　另服威喜丸

二診

通補陽明頗適然漏未盡而左半腹痛振搖臟氣風陽動氣兼以膠艾湯

崩漏　二

真阿膠　牡蠣　綿黃耆　砂仁
艾葉炒　川石斛　白芍　蓮房炭

林　四十歲

崩中漏經事愆期心悸咯血便溏不運此營虧
生化無權仿黑歸脾湯法
生地　參朮　甘草　陳皮　砂仁
黃耆　茯苓　白芍　棗仁

王　三十九歲

去秋經漏兩月有餘營陰絡脈空虛內熱背脊

爲勘帶下罾楚之虛不肯復幸胃能安穀生化之源未億耳

生地　女貞子　丹皮　杜仲　湖蓮

阿膠　旱蓮草　茯苓　續斷　十大功勞葉

萬　五十三歲

經漏久延帶淋幼液少腹及腰痛甚大便艱澀不調皆由陰損肉虧所致

熟地　杜仲　川石斛　艾葉炒　蓮房炭

阿膠　柏子仁　牡蠣　黑芝麻

千金小牛角腮散

治帶下五崩下血外定

牛角腮燒一斤　鹿茸

禹餘糧　當歸

乾薑　小薊各二兩

阿膠三兩　烏賊骨

龍骨各二兩　赤小豆六合

為末溫酒空心服方寸匕

日三服

時珍云牛角腮乃厥陰少陰

血分之藥燒之則性濇故

止血痢崩中諸病

過　三十三歲

經漏不止仿千金法

牛角腮　黃芪　黃柏　杜仲　白芍　蓮房炒

人參條　阿膠　艾　烏鰂　側柏葉

陸　四十歲

經漏四十餘日脈海空虛怔忡陰吹金匱云胃氣

下泄幽更甚喧吹不止脈虛芤弦風木乘氣變端

育不可測香姑宗炒香意參辛香兩和肝胃法

冀嘔止再商

黨參　益智仁　茯苓　龍齒　薑渣

茯苓　歸脾　棗仁　紫石英

二診

衄血頻下而漏得止餘恙亦稍安適所患陰吹于未小便時作聲脈虛芤殆衝任空虛尤宜補攝而恆傷胃氣滋膩難投姑以扶胃安神圖

西洋參　歸身　烏鰂骨　丹皮　砂仁

紫丹參　白芍　白薇　茯苓　穀芽

三診

諸恙向安，惟少腹微痛，溏泄未除。

原方去茯苓、白薇、杞，香附、穀

俞 二十四歲

去年崩漏，傷營，營虛失守，交冬咳嗽，身熱汗泄。

脈虛，衛陽少固，二氣交傷，恐延損門。

黨參　麥冬　歸身　茯苓　地骨皮

生地　玉竹　白芍　橘紅　十大功勞

朱

肝鬱化火，驟然崩下，今雖止而氣分失職，犯胃

泛惡先理其用後調其營

西洋参　茯苓　杭白芍　金柑皮

竹茹　半夏粬　陳皮　沉香汁

邵

衰年崩漏繼以帶淋幾及一載八脉空虛胃湯

大憊欲食入口即嘔經旨陽明為氣血之總最為緊要

西洋参　茯苓　杜仲　半夏粬　陳皮

益智仁　川石斛　沙苑　湘蓮子

朱　五十歲

經痛半載脈海空虛心脾失司統攝疰黃不寐悸動肉瞤營虛風陽旋擾先以歸脾加減

人參　白芍　茯神　甘草　阿膠　砂仁

於朮　棗仁　牡蠣　川斛　遠房味

岳 四五歲

崩痛久延不得寐悸動汗洩奇脈空虛統攝無權仿歸脾治

潞黨參　於朮　陳龜膏　棗仁　木香煨

茯苓　綿黃芪　生地　遠房炙

吳 四十二歲

崩中旬日未盡，腹痛偏左，肝脾失和，統藏之權隳職，結中留瘀未盡，悸動嘈雜，大便溏薄，宗歸脾湯

黨參 茯神 烏鰂骨 蘄艾炒

於朮 棗仁 清阿膠 茜艸炒

香附製 砂仁 蓮房炭

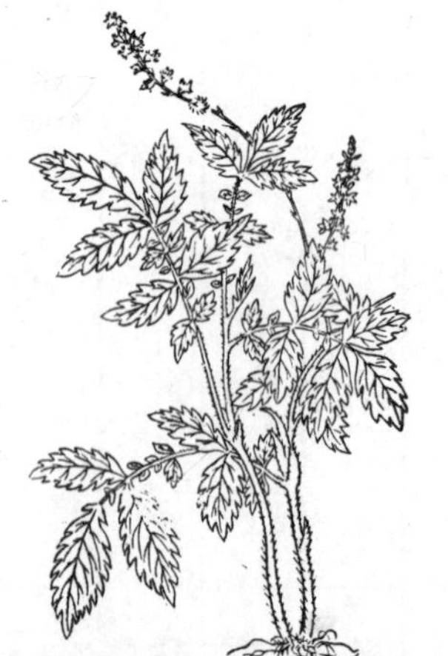

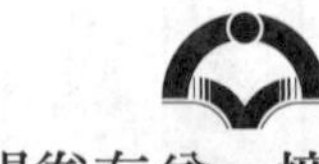

胎前

王 二十歲

妊娠四月，尿脬下墜，小便不通，由上年產後努力所發，以升降清濁。

黃耆 升麻 知母 海金沙 木通
茯苓 柴胡 黃柏 西琥珀 甘草梢

說

妊娠脬元不運，便溺塞，勢從資生，法坤厚載物之義。

金斛　茯苓　蘇梗　芡實　荷葉邊

苡仁　橘紅　藿香　砂仁

朱　二十七歲

經停七月，據述少腹瘕形漸大，初起頗覺胸悶
後復身涼，飲食亦不甚減，脈來左數右微緩前
區屬經消積並痛，其瘕時動，以指見搖之既爲
癥積，至六七月則病情脈象當劃然而瘕攻且
脹亦不應，於是和平以當從經脈論治

蘇梗汁　蘄艾　香附　歸身　砂仁

沉香汁 川石斛 茯苓 白芍 藕

馮 二十六歲

妊娠八月溏泄腹痛由脾虛失其運行古人首
重坤厚載物家為要義

四君子湯加

藿香 益智仁 白芍 砂仁 荷葉蒂

呂

滑胎枳殼丸兩並煎劑

黃牛鼻一個醋炙為末煉白蜜為丸

胎前

二

黄耆　枸杞　杜仲　歸身　秦艽　茯苓
熟地　阿膠　沙苑　白芍　條芩　砂仁

高　二十五歲

脾虛溏泄久兼漸延浮腫妊娠六月又值中土司臨防其傷動姑從子腫例治

冬朮　蘇梗　木香　砂仁　荷邊
茯苓　腹皮　桑皮　陳皮　川通草

施　三十五歲

妊娠大便燥結最爲難治姑從腸痺治

生地　杏仁　紫菀　銀花　廣皮

枳殼　桑皮　麻仁　鮮首烏　另服更衣丸

楊　三十五歲

妊娠五月，脾胃司胎，經漏淋漓，營陰虧損，口乾且乾，脘痞嘈雜，胎滑可慮。

西洋參　條芩　生地　茯苓　紋銀

竹茹　橘紅　白芍　青苧

王　三十二歲

姙娠七月，子腫不退，仿達生散加減。

蘇梗　大腹絨　陳皮　通草　砂仁
蒼朮　苓皮　澤瀉　接服資生丸

錢 三十七歲
子滿不通
蘇梗　廣皮　穀芽　查炭
茯苓　陳桂　枳殼　砂仁

賁 二十六歲
妊娠五月歷節痺痛蔗之肝絕二府不弱是樣
竅瘧喘經言陽明為氣血之總動九竅不利

責在腸胃

茯苓 萆薢 枳殼 雨骨 蓽茇 沉香

首烏 黃柏 當歸 木香 桑枝

來

經停兩月有惡阻之病然素患肝氣症頗類是

雖曰有故無殞其血氣久鬱着不可專事通瘀也

蘇梗 川楝子 烏梅 竹茹

益智仁 雲苓 橘白 砂仁

胎前

國醫黃雲臺臨床醫案秘本

名醫家珍系列

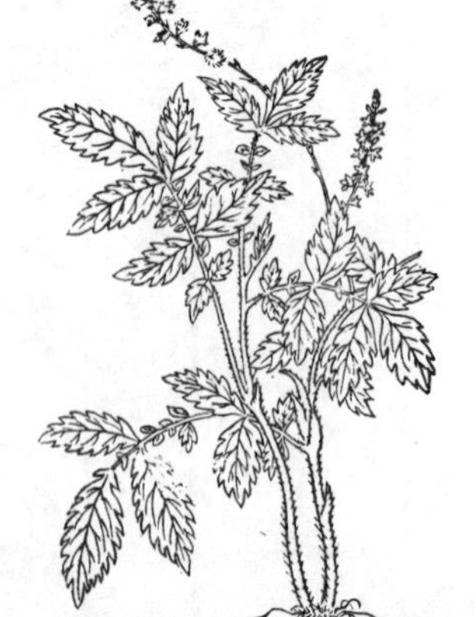

開卷有益·擁抱書香

產後

熊 二十一歲

難產後悞食煨梨惡露不通上衝攢胃冒悶亂起臥不安勢甚危急用炭燒紅淬以醋令嗅再以童便沖入益母草湯連進三碗稍定然後診脈虛弦芤數少腹結痛議以通瘀安神

西琥珀　歸鬚　桃仁　蒲黃　童便沖入

茯苓　牛膝　查炭　五靈脂

益母草湯代水煎　另服回生丹

二診

鬱冒已定，又經振顫，汗大泄，神衰怯弱，風陽鼓動，逆浪翻波，離脫堪憂。總由難產亡血過多，腹不痛，知非瘀露。仲景三三病之論諄諄，詳為與養陰攝陽，冀其汗斂神安，風熄是幸。

熟地　茯神　丹參　歸身　西琥珀

牡蠣　柏子仁　牛膝　白芍　橘紅

穭豆衣　益母草二味煎湯代水

三診

汗稍斂，未能竟止，不得竊火易兆，自述清竅空洞若谷，欲得衣被倚着稍妥，皆虛亂尚未可怨。

大熟地　柏子仁　炒棗仁　茯神　淮麥

潞黨參　川石斛　龍骨　牡蠣　紅棗

四診

怨候諸款已平，且能納穀，一使通調均為佳兆。惟寒熱汗出頻發，白痞遍體，旋熏乾嗆咳痰頻。

產後

二

竊此肌表經邪之為，最為錯雜，想內經汗出見

涯之旨腠理開泄虛邪易侵焉

荊芥 川貝 茯苓皮 白薇 赤芍 綠豆衣

連翹 橘紅 料豆衣 青蒿 枇杷葉

五診

表邪悉除惟痰多不大便

青蒿 料豆衣 當歸 橘紅 綠豆皮

川貝 淮牛膝 白薇 赤芍 烏芝麻

六診

仍未大便氣與覺上擬宗之津液胃燥與濟川煎

蓯蓉 牛膝 柏子仁 丹皮 橘紅
當歸 枳殼 沉香汁 黑芝麻

許
寒熱小產。產後因驚受寒。氣攻脅劇。自言胞衣未下。此消瘀為先。和表佐之。
歸尾 桃仁 前胡 丹參 杏仁 沉香汁
牛膝 查炭 茯苓 厚朴 益母草湯代水

某 四十二歲
產後月餘。寒熱間作。欬嗽惡心。宜和營衛調之。

產後

三

桂枝　當歸　茯神　橘紅　砂仁
青蒿　杏仁　鱉甲　丹皮　生薑

錢　二十六歲
產後勞力受傷，環跳痛，已經月餘，邇之近日微有寒熱，脈虛弦，防敗血流經絡
桂枝　白芍　澤瀉　乳香
當歸　牛膝　丹皮　沒藥

唐　二十二歲
產後不育，經未行，而少腹痛，嘔吐，胃氣下泄

陰吹正喧無非奇經虧損之象近因暑溼泄瀉

先以調中

藿香 金釵 木香 廣皮 砂仁

穀芽 茯苓 查炭 鮮荷梗

華 二十二歲

起自冬溫寒熱致產後八脈空虛餘邪逗留肺胃

欬嗽痰稀舌濁口甜黏膩夜不得寐顯是清肅

之令不行濁痰壅遏氣機窒痹猶慮治脈失暢

肝氣易於似風升逆太過下焦少攝納之權寧端

產後

四

有不可測者，今胃不思穀，土愈弱而愈病，木愈無制。

欲脉虛弦兼數，先從肺胃着手，填納緩商。

人參　半夏　倉朮　紫蛤殼　橘紅

麥冬　茯苓　甘草　赤石英煎湯代水

二診

前方益胃生金，稍覺安適，經旨肺為嬌藏，胃為之市，

聚濁成痰，專司清肅，雖產後下虛，滋膩難投，只宜沖虛戒律。

人參　半夏　麥冬　苡仁　紫蛤売　白扁豆

茯苓　浮石　川貝　橘紅　赤石英煎湯代水

鄒 二十三歲

產後凶亂經來淋漓風陽鼓動眩暈遠所謂下虛則上實也

生地 金石斛 白芍 茯苓 石決明

阿膠 杜仲 蘄艾 歸身 蓮房炭

馮

據述臨產惡露太下諒非盡屬瘀積而兩脇肋腹板痛不能轉側雖寒熱而渴大痛是無邪客可知其氣欲逆而熱甚重者古人有絡虛則敗血流滯

令人寒慄也擬仲聖通絡法

旋覆花　歸鬚　桂枝　新絳　橘白

廣鬱金　延胡　查炭　紅棗

二診

昨進辛香通絡痛減氣平最為佳處但脈仍弦尤恐心粘、脹蓋營虛則陽失其密濁氣易于犯胃營衛兩調法

桂枝　炮姜炭　延胡　半夏麯　鬱金

益智仁　當歸　懷牛膝　新絳　料豆衣

王 三十八歲

難產後營衛兩虧身熱汗多脈乳細無神已屬脫象姑擬護陽攝陰法

大熟地　茯神　柏子仁　川石斛

製附子　丹參　懷牛膝　炒棗仁

淩 三十歲

產後尿脬脫下氣虛不攝欲墜

潞黨參　冬朮　升麻　歸身　廣皮

綿黃耆　炙草　柴胡　豬脬煮湯代水

張

產後汗出過多，營衛並虧，今宜補養，入春木旺土衰，脘痛氣滯，大便溏薄，內熱脈細，姑理肝脾

歸身　茯苓　木香　女貞子　香附

白芍　黃芪　廣皮　丹皮

殷　四十五歲

產後未滿一月，惡露未曾大下，左半腹攣痛，時攻至脘脇，前乳疕未愈，擬疏肝逐瘀方

川楝子　歸鬚　香附　澤蘭　沉香

延胡 桃仁 鬱金 懷膝 香附

劉 二十三歲

尿脬下脫由於產後元氣不復致勞則隨脫議以固攝

熟地 懷山藥 杜仲 五味子 黃絲絹

萸肉 川石斛 沙苑子 豬脬並湯代水

吳 二十六歲

產後小溲頻數而痛此陰不復理宜固攝

生地 山藥 綿杜仲 桑螵蛸 沙苑子

萸肉 茯苓 川石斛 菟絲子 湘蓮子

景岳貞元飲

治氣短似喘呼吸急促提不能升嚥不能降氣道噎塞人但知為氣急其病在上而不知元海無根虧損肝腎子午不交氣脫症也婦人血海常虧者最多此症

熟地七八錢甚者一二兩　甘草一二三錢　當歸二三錢

楊　二十三歲

產後元虛時發寒熱治宜滋養

貞元飲加　黨參　黃耆　丹參

茯神　廣皮　胡桃肉

趙　二十三歲

微寒熱自產後起納減泄瀉中宮日衰古人論營虧必倍中宮合乎經旨營出中焦之義

異功散加　青蒿　穀芽　薑

丹皮　砂仁　棗

王 四十歲

新產惡露不通，二便不爽，腹脹滿疼，勢甚險擬，以逐瘀為先。

血珀 歸鬚 蒲黃 香附 茯苓

懷牛膝 桃仁 五靈脂 查炭 益母草

謝

新產氣血未和，悲哀悒鬱，營絡空虛，內熱肢麻且痛，與和營益陰通利關節。

桂枝 丹參 香附 川斷 懷膝

產後 八

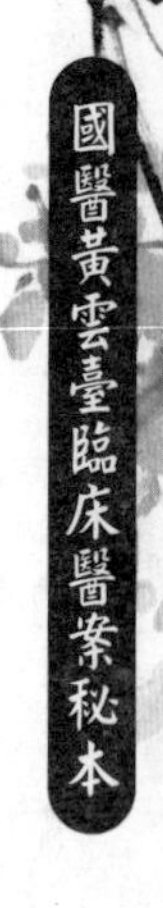

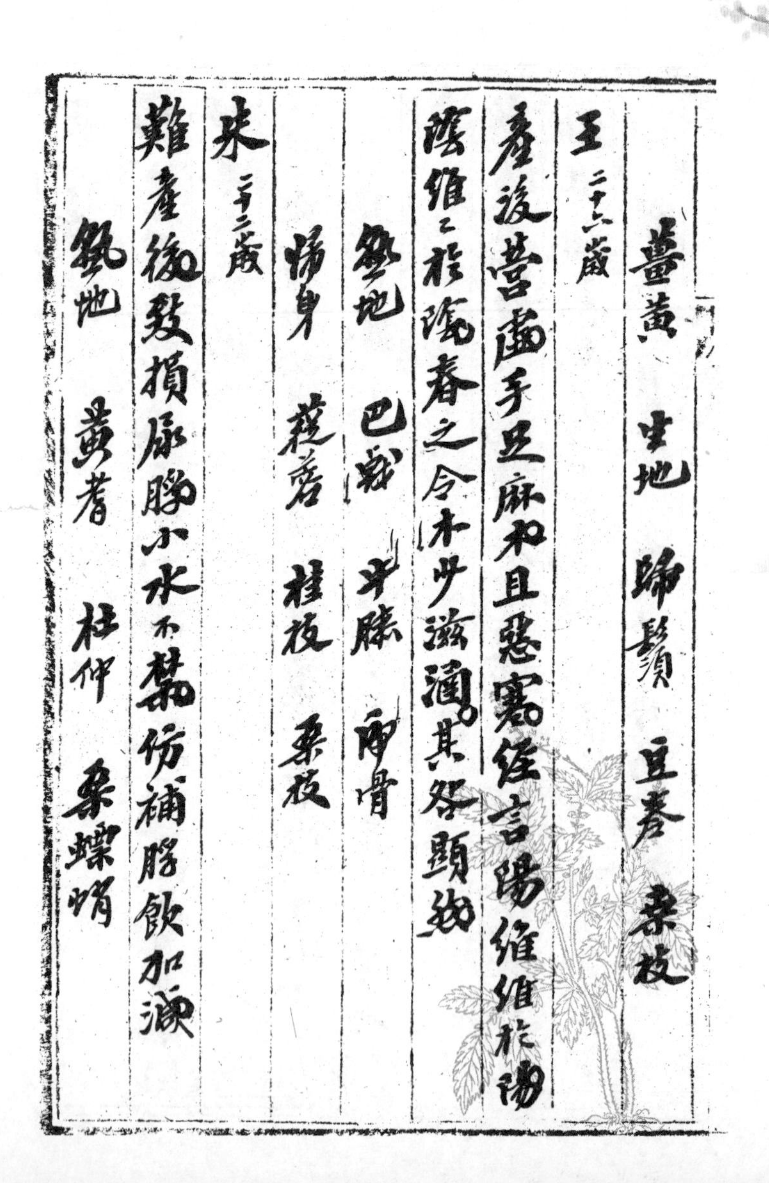

薑黃　生地　歸鬚　豆卷　桑枝

王　二十六歲

產後營虛手足麻木且惡寒經言陽維維於陽陰維維於陰春之令木少滋涵其咎顯然

熟地　巴戟　牛膝　虎骨

歸身　蓯蓉　桂枝　桑枝

朱　二十二歲

難產後發損膀胱小水不禁仿補脬飲加減

熟地　黃耆　杜仲　桑螵蛸

白芨　丹皮　北五味　生黃𦹀絹

張 二十二歲

難產後復因悲傷營虛風動痙厥口噤神迷

不語診脉小弱模糊敗血攻心之象拮据張璐玉

治意

西獨珀　廣鬱金　茯神　荊芥炭

紫丹參　单桃仁　遠志　雙鈎

細葉菖蒲　當歸鬚　童便冲入　益母草湯代水

二診

九　產後

昨進剎竅通瘀法，口開能言，神氣清爽，最爲佳處。而胸腹痛，手足不能屈伸，其少腹板著尤甚。敗血停滯顯然，理宜溫通營絡，冀其惡露得通，方致神明復開爲要。

上肉桂　炒牛膝　延胡　茯神　香附

全當歸　单桃仁　查炭　丹參　炒仁

童便冲入　益母草湯代水

另服回生丹壹丸，去蠟殼，益母草湯化下服。

朱　二十九歲

產後不復經行復斷氣血不充又見外瘍流
痰潰不收四曲池腫痛不發皆虛象也
熟地　當歸　遠志　桂枝　廣皮
黃耆　炙草　茯神　炒棗枝

蔡 二十四歲
產後元虛氣化不及州都下午則小便不利勞動則
劉其容顯然
六味地黃湯去萸肉加
桂枝　當歸

產後

十

岳　二十三歲

半產後血不榮經筋肢節疼痹不仁惡寒汗多

宜養營通利經絡

熟地　桂枝　當歸　川骨　絡石藤

萆薢　木瓜　白芍　蔘參　桑枝

許

肝腎下虛溲頻數而氣墜腰痛而經不調尿脬脱

而不收症由產後下虛致此攝固爲主

熟地　懷藥　杜仲　桑螵蛸　川石斛

黃芪 茯苓 五味子 菟絲子 豬脬 煮湯代水

周 二十九歲

產後五月痿黃之形納穀減若脹形左虛弦右濡數脾胃同病恐延蓐損宜調生化之權

黃耆 茯苓 歸身 丹參 砂仁

炙草 廣皮 白芍 穀芽

黃 二十三歲

素體陰虛陽亢牙宣盈升多年去冬產後營虧入夏陽明身熱纏延不已似宜滋養近因便泄

腹痛舌黃黏膩且兼咳嗆脈形弦數此皆有濕伏邪交侵所謂邪之所湊其氣必虛當先治標

蒼朮　桑皮　藿香　橘紅　炙草

川貝　茯苓　杏仁　地骨皮　荷梗

二診

前從脾胃立法脈象稍和大便仍溏欬嗽夜甚甚致遺尿不禁症由腎真素虧後天氣餒亦衰矣與緊門營衛之似濕資生之義

異功散加

川貝母　麥冬　生谷殼　十大功勞葉

王　二十二歲

因病以致半產，產後亟月經漏淋漓，耳鳴眩暈，陰虛而肝陽上升，脈形芤數，益陰和陽，佐以固攝。

生地　烏鰂骨　地榆炭　杜仲　茯苓

阿膠　奎白芍　蓮房炭　牡蠣　茜草

陸　三十三歲

頸項不能俛仰，肩膺痠楚，由產後腹瀉，從絡空營虛例治。

歸身　梔子　鬱金　鈎〻　山荷藤

白芍　蒺藜　天麻　菊衣　宣木瓜

彭　二十五歲

產後四十餘日少腹脹滿不可按據此衝任積瘀之咎徵。

歸鬚　蚕砂　木瓜　澤蘭　香附

延胡　大腹絨　茯苓　車前　韭根

侯　二十六歲

產後飲冷衝任積寒瘀攻腹痛治以溫煦為法

香附　橘核　廣木香　神麯　砂仁

當歸　川芎　小茴香　茯苓　查炭

謝 二十三歲

氣營兩虧夜熾為旦汗泄便溏陰吹因產後瘧不易復恐延損門

黃耆　熟地　丹皮　地骨皮

於朮　炙草　廣皮　焦穀芽

朱 二十四歲

產後喪明鬱悶寒熱日作入夜為甚得汗乃解已

月經先營衛並虧蓐勞漸著

黃耆　歸身　茯苓　骨皮　丹參

鼈甲　白芍　甘草　香附　砂仁

楊 三十二歲

腹痛自產後起帶下頻髮衝任之病而兼厥陰也

吳萸　延胡　茯苓　金鈴子

當歸　丹參　香附　韭菜根

程 二十五歲

產後營虧損傷奇經帶下綿延腰脊痠楚環跳大

腰痛楚軟，病由於產後坐久所致，難損難療。

熟地　杞子　鹿角膠　川斷　木瓜

虎骨　杜仲　沙苑子　當歸　絡石藤

吳　二十六歲

昔賢云，久虛不復為勞損，經停兩載，有餘由于產後下血過多，且帶下綿綿，胃納不旺，怯弱善怒，怯從氣營兩調。

異功散合貞元飲加

杜仲　砂仁　沙苑子　湘蓮

產後

十四

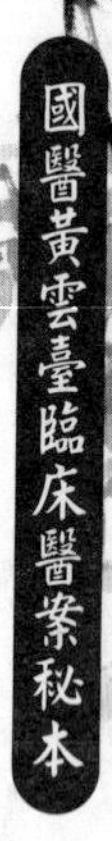

黃

虛不肯復便易攬起自產後陰虛生內熱已延一載今也胃不容穀大便頻泄真元既竭後天復饑將交夏節何恃不恐診脉關微緩尺弱濇噫痰舌絳而渴理之棘手者

異功散加

麦冬　烏梅　薑渣　穀芽

范　三十歲

寒熱瘧泄傷中致產後汗大出鬱冒氣沖迷

蒙乾惡金匱三三稿之論辭一最爲危險脈形虧鹹

厥脫甚易勉擬通瘀安神

西血珀　淮牛膝　丹参　檞白　川石斛

茯神　石決明　查炭　童便半人　益母草湯代水

王

據述塞熱每五日六日一發，因產後亡血過多，營衛造偏，曾經大病，今復便溏，所謂邪少虛多，宗伊聖須脈法

吳茱萸　白芍　茯神　白薇　秦艽

桂枝　煨生姜　大棗　砂仁

吳 辛歲

難產後營虛氣鬱脘痛抽掣下及于至陰故二便均有痛楚陽升頭眩耳微鳴脈之弦光以通絡去瘀

旋覆花湯加 歸鬚 柏仁 延胡 香附 澤蘭 鬱金 益母草湯代水

二診

痛止脘中痞滿則抽引下及至陰厥陰之脈繞絡循陰故見象若此也仍從前議加減

旋覆花湯加 延胡 蒲黃 五靈脂

歸鬚 香附 柏子仁 益母草湯代水

三診

經通而痛復抽引少腹尋於二便之時心中嘈雜有寒熱的是難產後八脈交虛也

熟地 茯神 柏子仁／鹿角霜

當歸 白芍 炙草 縮砂仁

四診

前方調補奇經斷續後抽痛氣墜產前頭錢

向有脘痛痞滿甚疏肝緩

原方去茯神砂仁加

延胡　廣皮　鬱金　丹皮

沈

難產瘀營虛氣滯經雖行而腰背楚帶下惡

心痞滿宜調奇經兼和肝胃宗因經調群熱之

病以其氣血陽明為氣血之主也

熟地　歸身　廣皮　杜斷　砂仁

香附　白芍　茯苓　川斷　湘蓮

另服威喜丸

陸　三十歲

孕育既多營陰必虧而舌苔膩濁噯酸腹痛溏泄脾元之運由是失化無權經旨營出中焦當宗此議

歸芍六君湯加　產後

丹皮　砂仁　十大功勞葉

二診

前議調中法諸恙皆減且喜經通最爲佳處惟寒熱未已營衛之虛難驟復也

潞黨參　歸身　半夏粒　丹皮

於朮　桂枝拌炒白芍　白薇　白砂仁

白茯苓　廣皮　大功勞葉

三診

經通諸恙俱減，惟內熱未清，舌苔未化，渴而不欲飲，

陰虛之甚而胃家挾濕也。

西洋參　於朮　金石斛　丹皮　砂仁

製半夏　橘紅　茯苓　薏仁

遺精淋濁

吳 三十三歲

病後腎真虧乏精關不固

大熟地 龍骨 茯苓 線魚膘 五味子

細斛 牡蠣 菟絲子 沙苑子 湘蓮

陳

夢遺頻發陽升失血本中州無累壯水潛陽攝納

子母兼顧

景岳大補陰丸加

牡蠣　青鉛　北沙參　藕節
茯苓　麥冬　川石斛

朱
向衰年歲，積鬱頻數，虛氣易於絡空，莫剋景岳
云：精為氣之根，恐無根本，不如填陰攝納，為此病
一定成法。
熟地　萸肉　懷山藥　茯苓　五味子
龜版　兔絲　桑螵蛸　湘蓮

金　十六歲

身未冠而腰痛響者腎之府也病由於陰精易泄

封藏不固議以平補

熟地 懷山葯 杜仲 芡實 金櫻子

茯苓 萸肉 菟絲 湘蓮 楮實子

王

誦讀勞神封藏不固又曾傻泄痞滿盗汗擬歸脾

合交感湯

黃耆 棗仁 香附 杜仲 龍骨

茯神 棗仁 木香 蓮鬚 砂仁

遺精淋濁

二

宣

由傷腎真陰虛起，自血淋漸延白濁，小溲痛甚，陰精日耗，通補兼施。

大補陰丸加

川石斛　秋石　木通　車前　草梢

鄧　三十歲

淋濁如膏，兩月不愈，溲後掣痛，此勞倦涯慾之咎徵。

四君子湯加

小便下血濇痛者為血淋

溺小便下血不痛者為尿血

麥冬　萆薢　香附　縮砂仁　車前子

澤瀉　川石斛　杜仲　另服威喜丸

華　四十九歲

血淋結塊色紫鮮濇難忍與李瀕湖治柳喬之病頗似姑仿其意用虎杖藥令人不識用杜牛膝代之方

西血珀　歸鬚　赤芍　瞿麥　韭根鬚

紫丹參　木通　車前子　料豆衣

杜牛膝根　入麝香少許

遺精淋濁　三

蘇

腎失封藏已久由龍雷易動致關扃不固此水虧火亢胃納減少是下損及中之象治非易理

熟地　龍骨　茯苓　沙苑子　青鹽

山藥　牡蠣　菟絲子　川石斛　黄柏

五味子　蛤粉炒線魚膠　建蓮子

胡　六十四歲

溲濁多膏老年氣液下脫之膏淋重症不可輕視之

六味地黃丸加

綿黄耆　菟絲子　川石斛　另服威喜丸

華十五歲

知識太早，陰精未滿，先泄濁淋一載，時或寒熱，下部之疾，諸氏云：異日難狀之病，議以平補。

六味地黃丸加

杜仲　川石斛　廣皮　湘蓮

錢

去冬滯下逗留二旬，早間大便黏膩，小便不爽，勢欲淋濁，皆由操勞過度，清濁不分故也。

粉萆薢　於术　廣皮　橘核　海金沙

益智仁　猪苓　澤瀉　車前子

謝　五十六歲

淋久漸欲閉，癃氣下墜，朝輕暮重，得暖稍適，濕中之陽不振，故徒恃滋填無益也。

補中益氣湯加　蘄艾　另服東垣滋腎丸

又

前議益氣升陽稍愈，少腹痠楚，究是衝任內傷，仍從前法加減。

補中益氣湯加 青鹽 炒杞子 豬脊髓

費 三十五歲

夢遺久而滑泄，腎真傷，爲理宜固攝，兼之肝胃積飲，蒸則口甜脘痞，佐以交感散

熟地 茯苓 香附 杜仲 砂仁

牡蠣 菟絲 廣皮 湘蓮

楊 四十五歲

血淋久延，真陰大傷，溲數而餘瀝作痛，與瀉南補北

大補陰丸加

遺精淋濁 五

茯苓　澤瀉　料豆衣　草梢

丁　十五歲

精未滿而濁下不止經旨腎不司藏抑又中氣不足之謂脈按擬平補

六味地黃丸加

杞子　建蓮　另服威喜丸

王　五十二歲

濁結而精竅覺痛是腎氣下泄其溲便不清理宜通補兼施也

熟地 沙苑子 蓮鬚 木通 青鹽

龜版 線魚膠 川石斛 草梢

徐 二十四歲

淋濁莖中痛上為目痛肝腎下虛火升不降顯

然先以導赤散使其下降

導赤散加

茯苓 川石斛 丹皮 料豆衣 青鹽

遺精淋濁

六

發方書五淋赤白濁遺精分為三門其淋症則小便頻數滴瀝澀痛雖云心腎氣鬱清濁相干大抵由膀胱濕熱所致然症有六項一曰石淋下如砂石且痛極其甚似湯瓶久在火中底結白鹼宜益元散加琥珀　二曰膏淋滴下濁液如脂膏萆薢分清飲主之　三曰氣淋氣滯不通水道阻塞臍下妨悶脹痛宜假蘇散　四曰血淋瘀血停蓄莖中割痛難忍鮮地四物湯加紅花桃仁　五曰勞淋勞力辛苦而發以氣虛氣化不及州都補中益氣之類　六曰冷淋寒氣堅閉水道不行其症四肢口鼻氣冷厥逆喜飲熱湯宜金匱腎氣丸　外有過服金石熱藥敗精流注成淋老人陰已痿思色降精精不出而內敗以大小便牽引如淋愈便愈痛痛愈便宜清化養陰

赤濁干血白濁干氣一由腎虛敗精流注一由濕熱流入膀胱腎虛宜補腎兼利水蓋溺竅開則精竅閉濕熱者導濕中宜理脾土旺則能勝濕

遺精有夢而遺為夢遺由相火旺而心腎虛無夢者為遺滑常常如此者為滑精大泄不止者為脫精無徵不覺為精漏大致腎關不固相火不靜外有用心太過或勞心誦讀而得此症大要以心腎同治兼瀉肝火

外有思疲溺而得白濁者夾痰者　小兒復白為濁宜從脾胃調理久之成疳積

乃皆手下診治經驗　辛酉四月六日記

消渴

王 二十六歲

腎水先虧，心火內熾，渴飲溲多，有消渴之慮

生地 麥冬 茯神 淮山藥

天冬 五味子 川石斛 天精草

二診

渴稍止，大便艱澀，滋養奚疑

生地 天冬 五味子 雲茯神 肥知母

熟地 麥冬 白芍 川石斛 天精草

消渴

祝 二十歲

消渴易饑，中上見象，但形瘦乏力，肌肉嚅動，與少陰陽明主治

玉女煎去牛膝加

吳萸　茯苓　川石斛

二診

渴飲稍稀，溲多混濁，下焦腎水日虧，陰精鮮克有濟，消瘦乏力，其咎顯然，略感冒，暫以輕劑

生地　茯苓　知母　川石斛　川貝母

牡蠣　澤瀉　黃柏　丹皮　桔梗

三診

前方有效仍以壯水之主以制陽光

知柏八味加牡蠣

蘇　乃十六歲

消渴數載隱精少寐久多渴而嘔絕不眠指与益胃生金

麥門冬　蒼朮　茯苓　沙參　地骨皮

廣采半夏　甘草　橘紅　花粉　甘蔗漿

李　三十歲

消渴

二

今年天運少陽司天消渴一氣所神漸瘦溲多混濁此張精少泰陽光易泄泄則害大便燥脹濇故壯水之主是為探本之道

知柏八味丸加　麥冬　花粉

二診

消渴稍減脹象仍然未大便水虧陽明燥養奚疑

生地　天冬　烏芝麻　知母　花粉

三診

阿膠烊化　麥冬　柏子仁　川石斛

連進壯水和陽均屬有效當夏月陽明宜益水之上
源消渴陰精未易充復欲痞曾見絡擬金水同治

沙參 川石斛 生地 穞豆衣 肥玉竹
麥冬 地骨皮 穭豆 茯神 藕肉

過 五十六歲

體豐濕勝酒久似發先發疹瘍繼而渴飲復多消
癒舌苔白胖帶齒見端甚著向衰年歲消症
可慮也 宗長沙法

牡蠣 栝蔞根 金石斛 西洋參 茯苓

澤瀉　麦冬　萆薢　天精草

李　十九歲

消渴遂多知清滋泄熱

鮮生地　川柏　料豆衣　麦冬　地骨皮

天花粉　知母　川石斛　活水蘆根

不寐

丁 五十三歲 肝胃不和

肝胃失和作酸、不寐、不渴，仿十味溫膽湯

西洋參 茯苓 酸棗仁 廣皮 鬱金

竹茹 半夏麯 白芍 遠志肉

凌 六十歲 陽不交陰

陽不交陰，寤不成寐，嘈雜悸動，與養營湯

熟地 雞子黃 阿膠 遠志 淮麥

茯神 紫石英 棗仁 柏仁 南棗

鄒 五十七歲 陽不交陰

陽不交陰寐不成寐舌苔濁厚腹形運悸動痞滿不還宗日經酒

姜半夏 西洋參 茯神 棗仁 益智仁

竹茹 遠志 鉤鉤 石決明

朱

脈軟弱不得寐目澀責營不足

貞元飲加 杞子 茯神 柏仁

甘菊 遠志 棗仁

華

魄不斂魂不歸脈不寐

滌白散加 淮麦 红棗

陶 四十歲

善悲脈左關弦不得寐

酸棗仁湯合甘麦大棗湯半夏秫米湯

朱 三十三歲

不寐滑泄是心腎不交而口甜不運不渴脾虛挾濕濕熱大便或溏或泄滋燥不宜偏勝倣妙香散意以丸藥調之

不寐

二

益智仁　龍骨　茯神　遠志　木香
淮山藥　茯苓　菟絲　芡實　湘蓮
另服東垣豬肚丸

二診
妙香散頗為穩，述陽道易舉，寐則遺泄不固，心陽下陷入陰可知
益智仁　茯神　五味　淮藥　木香
龍骨　遠志　黃柏　菟絲　湘蓮
另服天王補心丹　威喜丸

丁　三十歲

經云少陰之脈連舌本散舌下今舌機強硬不和且不得寐坎離不交甚著以脈參之宗天王補心丹

西洋參　元參　酸棗仁　麥冬　遠志

天冬　茯神　紫丹參　生地　秋石

不寐

三

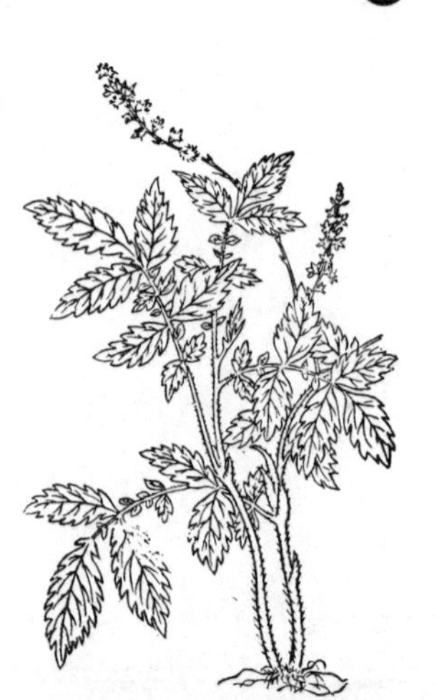

咽喉、梅核氣

郭

咽中噎塞如有物梗無非氣火鬱結所致

金匱湯

姜半夏 杏仁 枳殼 黑梔 茯苓

紫苑 蘇梗 桔梗 玄參 橄欖汁

二診

似覺開結有效茲少陰厥陰之脈循喉嚨而方

當以滋養治其本也

生地　半夏　杏仁　桔梗　橄欖汁
麦冬　茯苓　蘇梗　元参　猪肺管

8喉癬附

許　三十二歲
牙宣鼻衂，陰損陽浮之象，漸加咽嗌乾燥，恐延喉癬，不易調治。
天冬　麦冬　人中白　雞子清
生地　元参　北沙参　猪膚湯代水

8乳鵞　外感內熱喉痛附

方 二十三歲

風溫結於會厭咽痛腐腫乳蛾重症

犀角尖 連翹 元參 牛蒡 甘草

鮮生地 射干 桔梗 芦根

王 三十歲

呼出氣不順咽微痛右頤下漸腫治從上焦氣分

桑葉 桔梗 蟬衣 橘紅 元參

連翹 杏仁 枳殼 山梔 竹葉

王 二十歲

病在會厭，咽痛赤腫，呼氣不順，越人云：呼出心與
肺，宜從上治。

羚羊角　杏仁　元參　茯苓
鮮生地　山梔　桔梗　蘇葉

陳　五十三歲

咽乾噎塞，食下則歸，舌苔起糙，素多憂慮，遂患陰
虛火灼，宗内經病在上，取之於下法。

生地　天冬　川石斛　茯苓　側柏
秋石　知母　麥冬　猪膚湯代水

咽喉 陰虛喉痺

吳

失音咽痛頸腫脈細數內經一陰一陽謂之喉痺

鮮生地 夏枯草 人中白 元參 黑龜

細生地 甘草 川貝母 桔梗 水蘇肉

朱

一陰一陽結謂之喉痺痛且腫音不揚失升放血核於之後

川石斛 生地 雞子清 茯苓 玄參

人中白 天冬 川貝母 桔梗 地骨皮

二診

喉痹稍愈聲音漸揚此爲龍雷本宜滋養但納少

便溏宜調生化之源

西洋參　淮山藥　薏仁　桔梗

白茯苓　生甘草　橘白　川貝

周

先咽喉漸疼喉痛頷下結癰聲不揚此皆木

火刑金金受爍清降堅陰當爲先務

生地　川貝　玄參　麥冬　夏枯花

丹皮 川石斛 桔梗 黑梔

宿 六十五歲

咽痒色紫壅塞妨食喉痒之象

犀角 元參 甘艸 人中白 夏枯花

鮮生地 桔梗 黑咽喉 芦根

袁 二十五歲

喉痒久延痛且乾虛火凌金之象

生地 沙參 川貝母 元參 炙草

麥冬 桔梗 人中白 豬膚湯代水

錢

冬得春脈，是木火少藏，上凌肺金，咳嗆失音，咽痛偏右。宜理滋養，須培其本，不致交春變劇。

人參固本丸加

川貝　知母　秋石　雞子清（用川連末三分拌）　臘雪湯代水

費　四十八歲

酒毒爍金，結於會厭，怒延喉痺。

羚羊角　元參　甘草　大力子　蟬衣

鮮生地　桔梗　射干　芦根

錢 五十四歲

症自去秋起咽喉哽塞入春音瘖失而覺乾燥脈來澀數火結會厭喉痺之端

鮮生地 甘草 麥冬 知母 桔梗

玄參 人中白 雞子清 豬膚湯代水

翁

嘗動陽邪起自喉痺入秋而經失血脈絡孔細會厭乃痿宜滋水涵木火降而血自寧矣

生地 料豆衣 麥冬 牡蠣 扁豆

咽喉 五

川石斛　茯神　白芍　湖藕肉

許　二十六歲

脈虛氣逆，欬痰，補納是知，但咽喉不利，肺金失肅，

以清上攝下，仿飲子法。

淡蓯蓉　川貝母　怀膝　麥冬　茯苓

橘紅　枇杷葉去毛筋　杏仁　紫石英

蟲積

錢 三歲

寒熱間作蟲積食滯幼稚濕熱傷脾防成疳疾

胡連 川朴 青蒿 使君子 檳榔

青皮 木香 查肉 金鈴子 荷梗

平

蚘厥腹痛口吐蟲頭蕘蟲頭出最易轉厥徹蟲蛔合左金丸

川連 乾姜 白芍 烏梅 金鈴子

吳萸 半夏 茯神 川椒 竹茹

蔡
喜食香燥草菓腹滿作瀉脾虛濕勝生痰非易治也
平胃散和
川連　乾姜　檳榔　川樸　烏梅

倪
濕熱生痰脾虛不運
茅朮　苦參　神麯　木香　萆薢
赤苓　澤瀉　廣皮　金鈴子

華 十歲

為積腹痛

使君子 檳榔 木香 查炭

金鈴子 烏梅 赤苓 川楝

另服五色兒金丸朝暮各十粒開水送下

施 十七歲

面色痿黃喜食灰炭脾虛生蟲胃諸

冬朮 茯苓 使君子 烏梅 川楝

枳殼 木香 金鈴子 檳榔 磐提水

蟲積

二

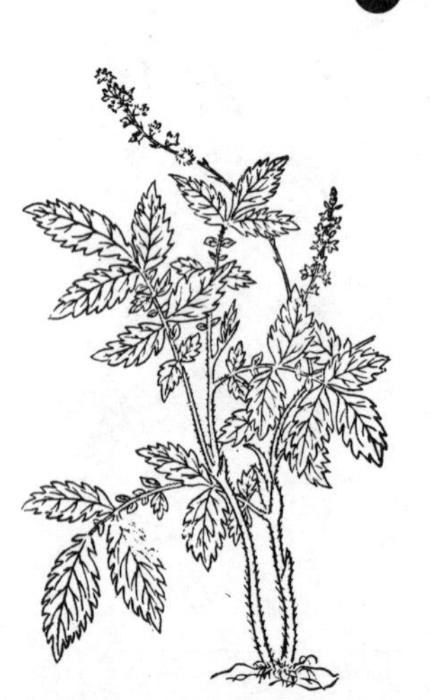

鼻淵 附目光迷瞀

金 三十一歲

小產後五月經未行肝胃下虛肝移熱于腦辛頞鼻淵氣攻入絡腦宜辛潤用兩顧

生地 丹皮 鬱金 金石斛 烏芝麻 麥冬

阿膠 赤芍 香附 玉蘭瓣 橘白

馮 三十歲

陰虧陽擾鬱勃化風眩暈耳鳴繼以鼻淵宜滋清熄風

豬膽汁拌丹皮　細生地　香附　鬱金
薑汁炒石決　夏枯花　黃芩　黑梔

倪　三十三歲

阻鼻淵，宜以滋養。

金石斛　茯苓　石決明　丹皮　料豆衣
細生地　麥冬　地骨皮　黑梔　燈心

華

偏頭痛在左，兼發鼻淵，皆肝膽厥陽化風，宜
清泄和陽。

猪胆汁拌炒丹皮　池菊　茯苓　青黛包　鈎
藍水煅石決明　黑扈　橘红　夏枯草

宋　二十七歲
右半鼻患痛連印肝肺火妨有鼻瘜之象宜
清肺方法
羚羊角　桑葉　丹皮　細生地　杏仁
金石斛　黑扈　赤芍　夏枯草

過　四十八歲
胆移熱于腦則辛頞鼻淵

鼻淵　二

豬膽汁拌炒丹皮　細生地　元參　辛夷

金石斛　白芍　黑巵　夏枯花

附目光迷瞀

吳　五十歲

上年湯藥過多，目光迷瞀，素有胃寒清水泛溢，宜養肝之體，和胃之用。

西洋參　石決明　茯苓　甘菊花

薑半夏　穀精珠　白芍　女貞子

耳病附齒疾

錢

陰虛陽升右耳腫脹脹痛甚劇失其聰悸動眩暈寐少因悲哀過度宜養陰熄風兼疏木鬱

生地　料豆衣　蒺藜　石決明　沉香

香附　川石斛　棗仁　川鬱金　鉤鉤

胡

年衰下虛上實耳為腎竅內經之旨也從之參酌治

磁石六味丸加　石決明　遠志炭

朱 十歲

先天不足耳失其聰

熟地 枸杞子 茯苓 石決明

靈磁石 淮藥 石菖蒲 遠志

附齒疾

華 二十五歲

齒為腎之餘痛久不瘥腎真必虧故脊膝作

楚更有明徵擬進培元法

六味地黃丸加

杜仲 廣皮 絡石藤 猪腎子

孫 二十五歲

牙宣齦腐，議清陽明。

羚羊角 竹茹 山梔炒 澤瀉 赤苓

生石膏 知母 木通 益元散

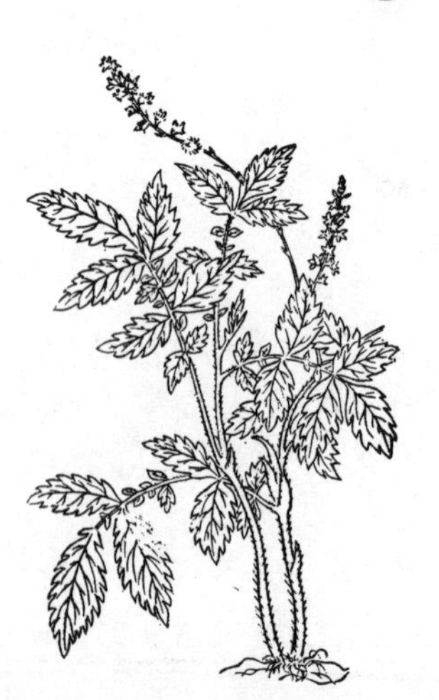

外科　附卷

海底懸癰

全

素患淋濁腎陰虧乏久久濕邪下注海底結癰吾黄滑臟脈形弦數經云陰虧者陽必湊之至陰之地龍相所居瀉南補北莫如丹溪是為探本之道

大補陰丸加　茯苓　廣皮　薏仁

丹皮　澤瀉　吳川柏　海金沙

二診

前議濕熱下陷於兩腎之間，其似以太陰中宥濕在，象為坎為水也，濕邪同氣相求因來也，漸結擁垂瘕。東垣云火為元氣之賊，一勝則一負，故舌苔膩厚，胃納減，溲便澀稀，此皆是否徵，脈仍弦數，身熱往來，再用苦辛相合能降能通之道。

川連　赤苓　黃柏　萆薢　丹皮　廣皮

半夏　澤瀉　苦參　薏仁　通草

三診

瘍潰而諸恙俱獲向安然腎陰久虧脾元又困於濕熱故二便雖如舊仍膩濁也脈弦而軟宗薛氏加減六味方脾腎兩顧之意

六味丸去萸肉加　於朮　半夏　陳皮

杜仲　菟絲餅　萆薢　益智仁

華　四十三歲　腸癰已潰

腸癰潰後大便不通舌燥而不黃醫藥罔效今年火運爍金因而大腸燥金胃爲陽明燥者愈燥宜柔宜降是爲宜復脈湯

復脈湯去姜桂加
烏芝麻　玫瑰露

溫　囊癰

腎囊潰膿久氣虛則嫩腫潰而治非易愈
萆薢　生地　赤苓　金鈴子
黃柏　丹皮　澤瀉　廣皮

王　三十九歲

囊癰後大毒未清結于大腸而不大便
服史君丸　早開水送下

馮 三十三歲 痔瘡

痔瘡陰傷兩月不更衣

鮮生地 郁衣 槐衣 蔞皮 廣皮

火麻仁 杏仁 枳殼 另服更衣丸

薛 六十一歲

痔瘡痛仍不止元氣愈虧大便溏泄脈象細數此

陰虛濕熱下注患宜營熱藏府同治

西洋參 冬朮 槐衣 桔梗 茯苓

生地 苦參 黃柏 川貝 荷蒂

外科 三

二診

昔賢云，痔瘡無不本肝脾腎三藏，連進滋養清

利，痛不止，泄瀉不已，胃納少而微寒熱，元氣漸虧。

宋東璞號

四君子湯加

紫胡　升麻　廣皮　白芍　川柏

孫　三十八歲　痔血

議虧痔血便燥，勞則氣墜，治以養陰益氣以舉

其陷

生地　川柏　槐花　升麻

龜版　知母　地榆　陳皮

瘡痍雜症

吳 五十二歲

諸瘡痛癢皆屬於心火大便燥結澀劇湯升便[illegible]

生地　料豆衣　川連　元參　貢

銀花　綠豆衣　黑尾　黑芝麻

唐 十歲

瘡痍、脾濕、脾虛濕勝

外科　四

荊防四苓散加

川朴　薏仁　通草

王　十三歲

風毒遊行肩頸唇色紫項後瘰癧環跳痠腫皆是屬氣見端殊非易治盍與專科商之

歷乙麻　赤芍　土貝　丹皮　澤瀉

生牡蠣　薏仁　連翹　夏枯花

曾　十八歲

外瘍久不收口血虛不養以脇肋作痛而軟弱之

不履地此為之痼疾難愈

生地 蘄艾 杜仲 牛膝 廣皮

當歸 杞子 菟絲 茯苓 桑枝

諸 十九歲

外傷後因悲脘悶脹痛肝鬱氣滯之象做黃鶴丹

山查 鬱金 黑梔 廣皮

香附 茯苓 丹皮 砂仁

錢 四十二歲

疔瘡後餘火結聚二陰潰甚痛大便燥結議清化

鮮生地　銀花　知母　枳殼　木通
黑元參　人中黃　川柏　另服更衣丸

胡　六十九歲

肝腎下虛，陰股間時痛，不紅不腫，大虛大穀，當
非外瘍，治宜培補
熟地　澤瀉　杞子　白芍　萆薢
龜版　當歸　茯苓　廣皮　砂仁

名醫家珍系列④

黃氏紀效新書(下卷)

國醫黃雲臺臨床醫案秘本

MZ004

出 版 者：文興出版事業有限公司

總 公 司：臺中市西屯區漢口路2段231號

電　　話：(04)23160278　　傳　眞：(04)23124123

營 業 部：臺中市西屯區上安路9號2樓

電　　話：(04)24521807　　傳　眞：(04)24513175

E-mail：wenhsin.press@msa.hinet.net

作　　者：黃　堂

發 行 人：洪心容

總 策 劃 / 責任編輯：黃世勳

執行監製：賀曉帆

美術編輯 / 封面設計：謝靜宜

協助編輯：張家嘉

總 經 銷：紅螞蟻圖書有限公司

地　　址：臺北市內湖區舊宗路2段121巷28號4樓

電　　話：(02)27953656　　傳　眞：(02)27954100

印　　刷：工商美術印刷廠股份有限公司

地　　址：臺中市南區復興路二段143號

電　　話：(04)22612175　　傳　眞：(04)22613229

初　　版：西元2006年5月

定　　價：新臺幣220元整

I S B N：986-82097-5-7 (下卷：平裝)

986-82097-3-0 (全套：平裝)

本公司備有出版品目錄，歡迎來函或來電免費索取

本書如有缺頁、破損、裝訂錯誤，請寄回更換

國家圖書館出版品預行編目資料

黃氏紀效新書：國醫黃雲臺臨床醫案秘本
／ 黃堂撰 — 初版.—
臺中市 ： 文興出版，2006〔民95〕
冊； 公分. —(名醫家珍：3-4)

ISBN 986-82097-3-0（全套：平裝）. —
ISBN 986-82097-4-9（上卷：平裝）. —
ISBN 986-82097-5-7（下卷：平裝）

1. 病例 2. 中國醫藥
414.9 95004943